准妈咪

全方位
孕育宝典

乐妈咪孕育团队　主编

江西科学技术出版社

图书在版编目（CIP）数据

准妈咪全方位孕育宝典 / 乐妈咪孕育团队主编. --
南昌 : 江西科学技术出版社，2017.11
　　ISBN 978-7-5390-6113-9

　　Ⅰ. ①准… Ⅱ. ①乐… Ⅲ. ①妊娠期－妇幼保健－基
本知识 Ⅳ. ①R715.3

中国版本图书馆CIP数据核字(2017)第260040号

准妈咪全方位孕育宝典

ZHUNMAMI QUANFANGWEI YUNYU BAODIAN

乐妈咪孕育团队 主编

摄影摄像	深圳市金版文化发展股份有限公司
选题策划	深圳市金版文化发展股份有限公司
封面设计	深圳市金版文化发展股份有限公司
出　　版	江西科学技术出版社
社　　址	南昌市蓼洲街2号附1号
	邮编：330009　电话：（0791）86623491　86639342（传真）
发　　行	全国新华书店
印　　刷	深圳市雅佳图印刷有限公司
开　　本	889mm×635mm　1/24
字　　数	130 千字
印　　张	7.5
版　　次	2018年1月第1版　2018年1月第1次印刷
书　　号	ISBN 978-7-5390-6113-9
定　　价	29.80元

赣版权登字：-03-2017-372

带领爸妈走过完美十月孕期

对于爸妈来说，尤其是新手爸妈，都会想要给宝宝最好的，因此在怀孕期间，爸妈会从家人、朋友、医生还有书籍上，尽力获取有关怀胎生产的资讯，但是从四面八方而来的资讯，有时又会让爸妈感到不知所措，究竟谁说的才是正确的？

这本书的初衷，就是想要为爸妈们拨云见日，让爸妈不必在众多资讯中苦苦找寻对孩子最好的照顾方法。从饮食、生活起居、运动、胎教等各方面，我们为爸妈汇整了最精华的知识，罗列了最必要的事项，让爸妈能够安心照着书中所给予的资讯，一步一步调整在孕期间的生活步调，并且孕育出最健康的宝宝。

此书在一开始，教导想要有宝宝的夫妻，要如何先将自己的生理和心理调整为适孕状态，并为爸妈详细介绍关于遗传的内容，接着为有不孕困扰的夫妇提供相关检查和治疗的细节。

到了中间的章节，我们将整个孕期分为初期、中期和后期，并帮爸妈介绍在三个时期中，在生活方面应该注意的事项，以及在饮食、运动及胎教上的引导，最后针对爸妈常有的疑问，做出最精确的回答。

到了最后一个章节，我们将会陪着爸妈一起面临最紧张的时刻，也就是宝宝诞生的时刻。我们为爸妈事先记录了去医院生产前要帮妈妈及宝宝准备好的所有物品。接着为妈妈整理了产前的各种练习：包括呼吸、肌肉、身体和心理的放松练习，让妈妈能以最佳的身心灵状态面对生产。除了产前的指导，我们更为妈妈列出在生产期间需了解的知识、缓解生产疼痛的方式，以及自然产与剖宫产的介绍及优缺点分析。最后，我们为爸妈讲解一些在生产过程中可能会发生的状况与困难，让爸妈在问题发生时，可以冷静地面对并处理。

十月的孕期会有很多问题和状况要面对，爸妈可将孕期视为夫妻需携手一起度过的障碍赛，因为一旦跨越了为期十个月的各种障碍，爸妈之间的感情不但会更加浓厚，最重要的是，还会一起拥有一个最珍贵的爱的结晶。

目录
Contents

★本章节部分菜肴附QR code，内含影音教学

Part 4
迎接宝贝到来！怀孕后期

Part 5
It's time! 生产全记录

Part 1
欢迎！亲爱的宝贝！孕前须知

两人决定要共同创造一个新生命，是世上最美的承诺。但在开始孕育小生命之前，爸妈需要先对自己做些什么调整呢？又要如何才能让宝宝更快地到来呢？未来的宝宝又是否会是爸妈心目中的理想宝宝呢？

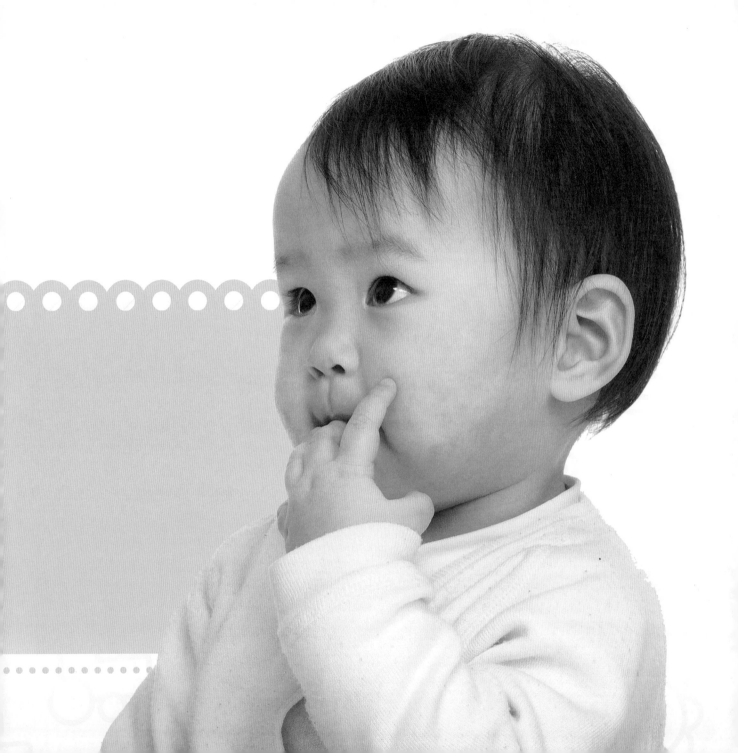

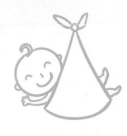

给宝宝最好的环境

在正式开始准备怀孕之前，爸爸和妈妈要做些什么准备，才能让宝宝在妈妈肚里住得安心又舒适呢？

健康规律睡得好

　　首先，一定要坚持规律的作息方式，避免熬夜和过于频繁热闹的夜生活，远离过于吵闹的街道和商场，让身心都得到充分的休养；再来则要坚持身体锻炼，每周至少进行2~3次，每次30分钟以上的有氧运动，增强自身体魄；第三，少看电视，少听音响，少用电脑、手机、微波炉等设备，尽量避免有电磁污染和噪音污染的环境；第四，保证饮食的健康和营养，定时、定量进餐。

　　此外，准妈妈一定要尽量保证高质量的规律睡眠，在每晚10~11点入睡，在早上6~8点起床，睡前2小时要停止进食，并且在睡眠过程中能一直保持深度睡眠状态，如此一来才能在孕期中使胎儿也养成规律的作息习惯。为了增强睡眠品质，准妈妈可在睡前泡澡或泡脚，使疲惫的身心放松下来；喷少许薰衣草精油在床的周围，营造舒适、恬静的睡眠氛围。

爸爸妈妈一起动起来

　　实验表明，孕前6个月开始进行有规律的运动健身活动，不仅可以降低妈妈在怀孕初期的流产率，还能促进胎儿发育，使出生后的宝宝肢体更灵活，同时减少孕期并发症的出现，减轻妈妈生产时的痛苦。准爸爸的孕前健身则能够确保精子的质量，与准妈妈一

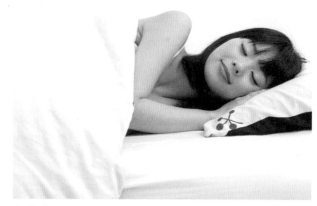

⬆ 优良的睡眠品质能帮助妈妈养精蓄锐。

同锻炼，可以创造相互督促和鼓励的效果。

　　另外，若在户外运动，晒太阳除可以帮助我们补充缺乏的维生素D，更可以预防感冒并帮助骨骼吸收钙质。

　　准爸妈可制订一个每日健身计划，每天选择不同的运动，每天的锻炼时间应多于30分钟，假日可适当增加运动的强度和时间。

标准身材刚刚好

　　准备怀孕的女性若过胖或过瘦，都不利于受

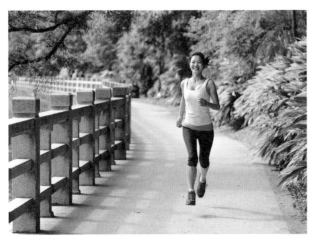

⬆ 规律的运动能强健妈妈的身体，有助于顺利度过孕期的不适。

孕，还会增加婴儿出生后第一年内患呼吸道疾病或腹泻的概率。

过胖的女性雌激素变化紊乱，容易导致月经不规律，使受孕的概率大大降低，且怀孕后易患妊娠高血压、胎盘早剥、难产、死产等病症，十分危险。

过瘦的女性则易导致月经失调、量少而稀，通常都是因营养缺乏而导致，进而影响生育能力。此

外，体重偏轻时怀上孩子，孩子也可能会出现体重低、个头小的情况，应多加留意。

准爸妈的待办事项

下面是准爸妈要记得做的事：

1.准妈妈接种各类预防疫苗

为预防某些传染疾病，备孕女性孕前可注射疫苗。不过由于每个人的身体状况有所不同，为确保安全，准妈妈在接种疫苗前，最好先向医生说明自己准备怀孕的情况，以及过往病史、目前的健康情况和过敏史等，并应问清楚医生，接种疫苗多久后方可计划怀孕。

2.准爸爸裤子很重要

准爸爸从妻子怀孕前6个月起就应该坚持穿纯棉内裤，不穿紧身裤，因为棉质材料的内裤舒适性和透气性俱佳，更符合男性睾丸的自然生理环境。

而实验显示，精子喜欢阴凉的环境，阴囊的温度低于体表温度1~2℃才有利于精子活动。若使睾丸

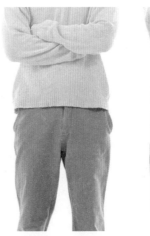
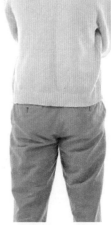

⬆ 透气度和松紧度良好的裤子有益于精子的生成。

Tips

BMI指数怎么算？

准妈妈可以利用BMI指数来衡量自己的体重是否有超标，其计算公式为：体重（千克）÷【身高（米）的平方】。例如：身高为165厘米，体重为66千克的女性，BMI指数= $66 \div 1.65^2 = 24$。一般认为，女性适中的BMI指数为19~24，理想指数为22，而高于29即可称为肥胖。

长期处在高于35℃的高温环境中，会影响精子的生成，易导致精子数量减少、畸形、存活率低。因此，穿材质较厚、过于紧身的牛仔裤和用防水闪光材质做成的不透气裤子，形成的高温会使阴囊的散热机制被破坏，阻碍精子的生成。

下面是建议准爸妈不要做的事：

1.不宜久坐

大部分的上班族准妈妈都因工作需要久坐，容易导致血液循环不佳、头晕、无力、失眠、便秘，并引发多种妇科疾病，甚至导致不孕症。因此久坐的准妈妈在工作中要注意休息，最好每过1小时站起来走动一下，做一做伸展运动或椅子操。如果太忙没有时间进行，至少也要每2~3小时保持5~10分钟的站姿，这期间准妈妈可以站着办公。

2.不宜使用化妆品

绝大部分化妆品都含有较多化学成分，需避免这些用品中的有害化学物质通过输卵管，对卵子或刚刚受精的卵子产生影响，直接的后果可能会导致不孕

或流产，或造成胎儿罹患发育畸形、贫血、智力发育迟滞、注意力不足、过动症等疾病。

尤其是彩妆用品、具有美白功能的护肤品，和具有特殊护理作用的产品，准妈妈要尽量避免使用。

3.不宜烫、染发

准备怀孕的女性应避免烫、染发，同时注意避免职业性铅接触，以免影响母婴健康，导致低体重出生儿、胎儿发育迟缓、智力发育迟滞等现象。

化学烫发剂极易使女性产生过敏反应，影响体内胎儿的正常生长发育，并且会使头发变得更加脆弱，加剧头发脱落。

据国外医学专家调查，染发剂中含有对人体有害的化学物质，容易被人体吸收，极有可能导致皮肤癌和乳癌，同时会导致胎儿畸形，影响未来宝宝的生长发育。实验亦证明，长期使用染发剂会引起人体皮肤过敏反应，使皮肤出现发痒、红斑、红肿等症状。这主要是因为常见的染发剂中含铅，经过皮肤和黏膜吸收，形成累积，然后通过胎盘和乳汁传递，造成胎

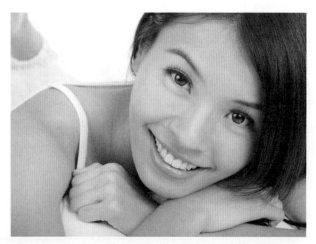

❶ 化妆品中的有害化学物质可能对卵子造成伤害。

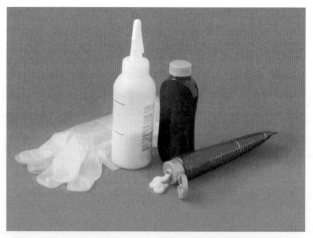

❶ 烫、染发剂容易引起过敏反应和铅污染。

儿罹患母源性铅污染，使孩子的神经系统对铅敏感，损伤胎儿脑组织，影响孩子的身体和智力发育。

4.不宜穿高跟鞋

孕前长时间穿高跟鞋会使身体倾斜，身体与地面形成的角度减小，骨盆就会随之倾斜，时间一长，不但会让骨盆腔位移，还容易引起子宫位前倾，增加不孕发生的概率。

5.不宜入住刚装潢的房子

准爸妈在备孕期一定要避免入住刚装潢不久的房子，否则很快会出现头痛、头晕、失眠、关节疼痛、流眼泪、风疹、心神不宁、食欲不振、情绪不佳、记忆力减退等不良反应，更严重的是，还会导致不孕症和胎儿畸形率高、患有先天性疾病等严重后果。

因此，在选购装潢材料时，一定要选择含量较低或不含甲醛、苯等有毒物质的材料，无论是油漆、涂料、板材、零件等均应注意。此外，在家具的选择上，准爸妈最好购买真正的实木家具，减少所产生的

污染，否则会使放入衣柜中的衣物、棉被吸附大量甲醛。如只能购买人造板家具，应将衣物与棉被长时间晾晒后再使用。

另外，准爸妈要将刚装潢好的房子进行全面的通风，打开家里所有的柜、门以及室内所有的窗户，至少将房子放置一个月再入住。

若在入住后准爸妈还是能闻到装潢气味，可在家中摆放一些绿色植物，如橡皮树、文竹、万年青、仙人掌、常春藤、滴水观音、发财树、月季、海棠等；不宜摆放松柏类花木、丁香类花卉以及有毒性的花卉。此外，亦可借助空气清净机改善室内的空气质量，过滤尘埃、细菌和有害气体。

6.不宜吸烟与喝酒

准妈妈吸烟会破坏卵巢功能，使卵巢早衰，影响卵子质量，从而导致不孕。即使怀孕，也易出现流产、早产和死胎现象。准爸爸如果吸烟，则会影响精子的活力，导致畸形精子增多。

准爸妈如果饮酒，易导致不孕或异常受精，影

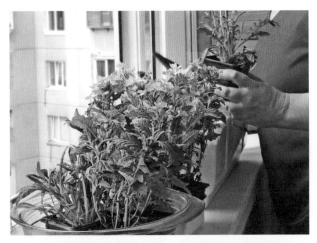

⬆ 在家中放置特定绿色植物，能够改善空气品质。

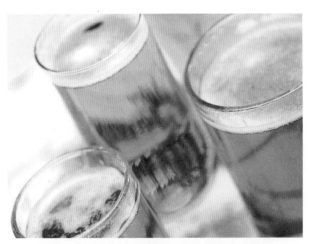

⬆ 过度饮酒会引起女性不孕及异常受精的情况。

响受精卵的顺利着床和发育，进而出现流产，或者使胎儿发育缓慢，如肢体短小、体重轻、反应迟钝、智力发育迟滞等。

因此，如果准爸妈有任何一方有长期抽烟和饮酒的习惯，那么在受孕前6个月必须戒烟和戒酒。

7.不可随意用药

准爸妈至少应在孕前3个月开始停用或慎用某些药物，因为有些药物在体内停留和发生作用的时间较长，会对孕后胎儿的生长产生不利影响。在此期间，准爸妈用药要了解药物在体内作用的时间，以及是否会对成功受孕以及孕后胎儿的发育造成阻碍，要咨询医生后遵照医嘱用药。

准爸妈应禁止使用的药物包括安眠药、激素类药物、抗高血压药、抗生素类药、部分感冒药、精神神经安定药、避孕药，以及过度服用会导致胎儿畸形的药物，如维生素A、维生素D等。

8.停止服用避孕药

口服避孕药为激素类避孕药，其作用比天然激素强很多倍，而且其吸收代谢时间较长，停用6个月后才能将其全部成分排出体外，如果停药时间过短，可能会造成胚胎发生某些缺陷。

因此，平时服用避孕药的女性如果想怀孕，最好在停药6个月后再受孕，让体内残留的避孕药完全排出体外，而在此期间，可以采用非药物方法避孕，如使用安全套、子宫帽等。

9.避免经期性交

经期性生活的危害相当大，对男女双方的身体都会造成伤害。首先，在经期时，生殖道黏膜处于损伤状态，若在此时性交，男性生殖器很可能把细菌带入阴道内，感染子宫内膜，甚至危及输卵管和盆腔器官，危害女性身体健康；其次，性交时男性阴茎插入

会使女性生殖器充血，导致经血量增多，经期延长；再次，性冲动时子宫会强烈收缩，会将子宫内膜碎片挤入盆腔，引起子宫内膜异位症，从而导致女性不孕；此外，经期性生活很容易使精子及其抗原进入女性血液，极易使血液产生抵抗精子的抗体，一旦产生

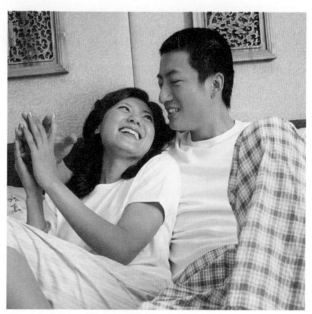

⬆ 妈妈要避免在经期发生性行为。

抗体，就会让射入体内的精子凝集，失去活动力，而损伤生育力。

10.准爸爸要远离高温污染

实验证实，使睾丸长期处在高于35℃的高温环境中，会影响精子的生成，易导致精子数量减少、畸形、存活率低。在生活中，准爸爸们身旁的高温"污染源"有很多，如过热的洗澡水、桑拿、电热毯、睡觉趴着睡、将笔记本电脑放在腿上使用等，以及处在某些职业中的准爸爸如厨师、司机、锅炉工人、炼钢

工人等。准爸爸要远离这些"污染源"，或暂时调离原来的工作岗位。

11.准爸爸出门尽量不骑摩托车

准爸爸在备孕期若太常骑摩托车，会让睾丸、前列腺因紧贴坐垫而受到挤压，导致慢性劳损和充血。长期骑车则会严重影响精子的生成、前列腺液和精液的正常分泌，还会因颠簸和震动导致阴囊受损，同样会阻碍精子的生成，甚至患上不孕症。

这些人需谨慎对待受孕

1.特殊情况下的受孕

在酒后、身心俱疲，以及一个月之内接受过X光照射的情况下受孕，会影响精子和卵子的品质，造成受精卵发育不健全或先天畸形。

2.采取避孕措施后的受孕

除服用避孕药须在停药6个月后才能怀孕外，使用过避孕环的女性也不适合在摘掉后立即怀孕，因为避孕环放置在子宫内，会对子宫内膜组织产生损害和影响，若立即怀孕，会造成胎儿先天性的缺陷。因此，应在摘掉避孕环6个月后再怀孕较为合适。

3.某些疾病患者的受孕

严重贫血、严重高血压、严重心脏病、慢性气喘、原发性癫痫、系统性红斑狼疮的患者，较不适合怀孕，因为这些疾病通常是无法彻底治愈的，有些即使能够治愈，患者也不宜怀孕，否则可能对自身和胎儿造成极其严重的后果，甚至危及生命。

4.剖宫产者的再孕

进行过剖宫生产的女性，需要给身体一个适当的恢复过程，才能再次受孕。通常来说，进行过剖宫产手术者需要长达2年的恢复期，在这段时间，要做好避孕措施，避免意外怀孕。

5.曾有非正常怀孕情况者的受孕

葡萄胎患者要在治愈2年后再怀孕，子宫外孕患者要在治愈半年后再怀孕，否则很有可能再次发生同样的异常怀孕情况，或对胎儿造成不良影响。

6.多次流产者的受孕

流产分为自然流产和人工流产。多次自然流产的女性，必须通过检查找出流产原因，有可能是子宫肌瘤、子宫畸形、双子宫、黄体功能不全等疾病，要及早进行治疗，才能再次怀孕。若是夫妻双方染色体异常造成的自然流产，则不能怀孕，如已经受孕，要立即为胎儿进行全面检查，若有异常必须终止妊娠。

人工流产。做过多次人工流产手术的女性，子宫通常会受到一定程度的损伤，对再次受孕造成很大阻碍，因此要在准备怀孕前做全面性的身体检查，以确定是否能够或适合再次怀孕。

无论是经历过自然流产还是人工流产的女性，皆至少要经过半年的时间，使生殖器官得到适当的恢复后，才适合再次怀孕。在这半年期间，建议做好避孕措施，且在饮食及生活细节上多加注意，以便正确地调理身体。

7.高龄女性的备孕

生产年龄超过35岁的女性称为"高龄产妇"，和适龄产妇相比，高龄产妇的怀孕与生产存在着更多的风险，如容易出现不孕症、自然流产、早产、难产、妊娠高血压、妊娠糖尿病、产前抑郁症、乳腺癌、宝宝患有先天性疾病等情况。因此，高龄产妇要严格注意备孕事项，减少异常怀孕的发生概率。

首先，要每天进行适当的体能锻炼，并保持良好的生活习惯，绝对不能抽烟及喝酒，作息及饮食要规律，并确保营养的多样化供应，将身体的健康调整到最佳状态，给宝宝创造一个较好的生长环境；再者，要进行全面性的孕前身体检查，并彻底治愈存在的疾病。

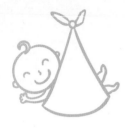

孕前身心灵

为了孕育出健康的宝宝，爸妈必须调整生活习惯，让身体和心灵都保持在最佳状态，才能创造出最健壮的宝贝！

孕前身体调理

准爸妈应该怎么吃？

1.少量多餐

对于备孕夫妇，我们的建议是少量多餐，因为腹胀是大多数孕妇常见的困扰，从怀孕初期到后期都可能发生。因此，备孕夫妇不妨从孕前就开始掌握少量多餐的进食原则，每天分4~6餐进食，每餐维持五六分饱，不仅可以减轻腹部饱胀的不适感，也有助于孕前体重的控制。

2.营养摄取均衡

营养摄取均衡的关键在于食物要多样化。不同食物所含的营养不同。均衡摄取各类食物非常重要，其中需更加注意的有优质脂肪的摄入，因为脂肪所含的脂肪酸是构成人体细胞组织不可少的物质，适当地增加脂肪的摄入量，可以提高受孕概率。同时，适量的维生素可以促进精子、卵子以及受精卵的形成与发育。准爸妈可以从新鲜的蔬菜和水果中摄取维生素，也可适当服用维生素制剂进行补充，但要注意不可超标。

此外，准妈妈也必须多从肉类、蛋类、豆类和奶类中摄取蛋白质，帮助调节生理功能。如果准妈妈在孕前摄取的蛋白质不足，就容易导致孕期胎儿内脏及大脑发育迟缓，甚至流产。

最后，丰富矿物质的均衡摄入可避免胎儿生长

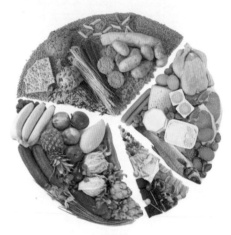

⬆ 营养均衡让妈妈有更适孕的身体。

发育缓慢或发育障碍，因此准妈妈在孕前准备阶段应多吃紫菜、海蜇等富含碘的食物；牡蛎、鸡肉、牛肉、羊肉等富含锌、铜的食物；芝麻、猪肝、芹菜等富含铁的食物；以及牛奶、豆腐、排骨、芝麻、虾皮等富含钙的食物。

3.多吃蔬菜、水果

蔬菜为人体提供所需要的多种维生素、矿物质、食物纤维和其他微量元素，在人体生理活动中有着重要作用。此外，蔬菜中的营养素还能增进食欲、帮助消化，并维持肠道正常运作，还能预防慢性、退化性疾病，是人类不可或缺的食物。更重要的是，蔬

菜储备了备孕夫妇身体和宝宝生长发育所需的矿物质和维生素等营养物质。

专家建议，正常成人每日宜摄入500克蔬菜，其中三分之二为叶菜，三分之一为瓜果和根茎类。

水果则含有丰富的营养素和有益于健康的生物活性物质，可以使身体保持健康，并促进消化。因此，为了下一代的健康，备孕夫妇要多吃水果。

餐后一小时吃水果有助于消化，可选择菠萝、猕猴桃、橘子等有机酸含量多的水果。而晚餐后则建议少吃水果，这时吃得太多既不利于消化，又容易造成水果中过多的糖分转化为脂肪而堆积在体内。

4.多吃抗辐射食物

辐射不仅影响生殖系统的健康，更会影响到腹中胎儿的正常发育，带来无法弥补的伤害，因此备孕夫妇要多食用黑芝麻、麦芽和黄芪等富含微量元素硒的食物，以增强身体抗辐射的能力。

此外，西红柿、西瓜、红葡萄柚等红色水果，以及鱼肝油、动物肝脏、鸡肉、蛋黄和西蓝花、胡萝卜、菠菜等富含维生素A的食物，同样具有抗辐射的功能。

5.多吃提升卵子活力的食物

备孕女性宜进食含锌较多的食物，因为食物中的微量元素锌对提高卵子活力很有帮助。植物性食物中含锌量比较高的有豆类、花生、萝卜、大白菜等；动物性食物中，牡蛎含锌最为丰富，牛肉、鸡肝、蛋类、猪肉等含锌也较多。此外，芝麻、花生、核桃等中也有较高的含锌量。

6.准爸爸多吃提升精子活力的食物

男性由于精子量少而引起不孕的原因较为复杂，现今除已查明属性功能障碍的原因外，其他均可在日常生活中通过饮食进行调养。

精子形成的必要成分是精氨酸，此成分在虾子、鳝鱼、泥鳅、鱿鱼、带鱼、鳗鱼、墨鱼、章鱼、海参、蜗牛等食物中含量较高，其次是山药、银杏、冻豆腐、豆腐皮。

另一方面，体内缺乏微量元素锌易使性欲降

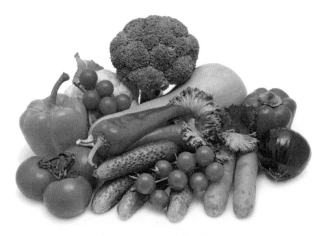

↑ 蔬菜与水果含有人体所需的多种营养。

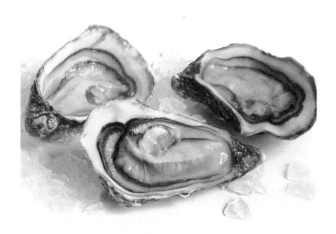

↑ 牡蛎富含锌元素，可提升卵子活力。

低、精子减少，而且使前列腺中的酶活性发生异常改变，影响精液的液化和精子的正常运动，并降低泳动和穿透卵子的能力，从而造成不孕。

男性可先做体检，依据检测结果判断身体中是否缺锌。若不孕是因缺锌所致，男性可多吃含锌量高的食物，如贝类、瘦肉、动物内脏、干果、谷类胚芽和麦麸。

7.忌吃生冷食物

宫寒的准妈妈要尽量少吃寒凉生冷的食物，如冰激凌、冷饮、西瓜、生鱼片、梨等食物；而要多吃阳性的温补食物，如韭菜、羊肉、红枣、桂圆、花生、核桃、黑木耳等。

8.忌吃影响受孕及胚胎的食物

准妈妈应少吃影响卵巢黄体素合成的胡萝卜、容易造成宝宝先天畸形或智能迟滞的烤肉、影响营养物质摄入的菠菜与降低生育能力的高纤维食物。

在男性方面，准爸爸应避免摄取会影响精子作用力的食物，如茄子、以塑胶盛装的热食、高脂肪的

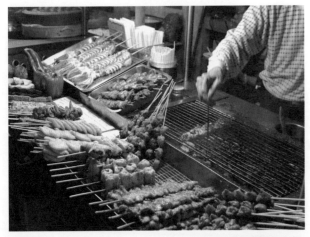

↑ 现代人常吃的烧烤，会影响男性精子的作用力。

乳制品、油条、油炸烧烤食物和含反式脂肪的食物。

而准爸妈孕前都应禁止食用的食物包括高糖分食物、辛辣食物和咖啡、可乐、茶叶等含有大量咖啡因的食物，还有腌制食品、生的海产、速食、罐头食品、泡面，与易导致胎儿发育异常的油条等加工食品，这些食物都会对受孕及胎儿造成不良影响。

叶酸摄取很重要

叶酸是一种水溶性维生素，是少数已知能够预防神经管畸形的营养物质之一，并参与人体新陈代谢的全过程，是合成人体重要物质DNA的必需维生素，能促进骨髓中幼细胞的成熟。人体如缺乏叶酸，可能引起巨胚红血球性贫血症以及白血球减少症。

叶酸对准妈妈非常重要，尤其对高龄准妈妈。如在怀孕前3个月内缺乏叶酸，可导致胎儿神经管发育缺陷，从而增加裂脑儿、无脑儿、脊柱闭合不全的发生率；其次，多补充叶酸亦可防止早产、新生儿体重过轻以及兔唇等先天性畸形等情况的发生，以及流产和早产的可能。

研究显示，男性精液浓度降低、精子活动能力弱、精子染色体受损，都与叶酸的缺乏有关。男性体内若过度缺乏叶酸，还会增加胎儿出现染色体缺陷的概率，使孩子长大后更容易罹患癌症。

准妈妈至少应从孕前3个月开始补充叶酸，补充方法可以通过食补或叶酸制剂补充。在食用叶酸制剂时，要避免和维生素C、维生素B_2、维生素B_6制剂片一同服用，其间最好间隔1小时以上。

绿叶蔬菜中普遍含有叶酸，但最好现买现吃，烹饪时间也不宜过长，因叶酸遇光和热时极易流失。同时亦须避免过量摄入叶酸，否则会增加某些未知胎儿神经损害的风险。

富含叶酸的天然食物有猕猴桃，还有绿色蔬菜

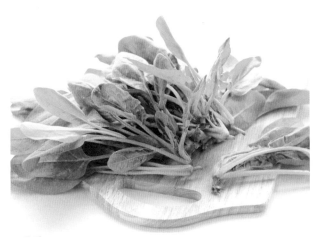

⬆ 绿叶蔬菜中富含叶酸，适合备孕妈妈摄取。

如莴笋、菠菜、西红柿；新鲜水果如橘子、草莓、香蕉、柠檬、石榴、葡萄等；动物的肝脏、肾脏、肉类及蛋类，如猪肝、鸡肉、牛肉、羊肉等；豆类、坚果类食品如黄豆、豆制品、核桃、板栗、松子等；谷物类如大麦、米糠、小麦胚芽、糙米等。

要注意的是，长期服用叶酸会导致锌元素摄入不足，也会影响胎儿发育，因此准妈妈在补充叶酸的同时，也要注意适当补充锌，多吃牡蛎、鲜鱼、牛肉、羊肉、黄豆、麦芽等富含锌的食物。

另外，如果准妈妈此时正在服用其他的药物，应咨询医生该如何服用叶酸，以避免药物影响叶酸的吸收。

孕前身体检查

备孕夫妇在准备怀孕前若做全面性的检查，不但可以确保是在双方身体最健康的情形下孕育下一代，也可以在孕前充分地准备生育一个健康完美的宝宝，亦可以事先知道是否要做特殊的产前胎儿诊断，

最后，更可以帮助许多夫妻找到自己难以怀孕的原因。只要根据诊疗结果，配合医疗人员的帮助，备孕往往很快就会有好消息。

孕前检查以检测生殖器官以及相关免疫系统、遗传病史等为主，最佳时间一般在孕前3~6个月。通过检查，可以帮助准爸妈排除不宜怀孕或需要推迟怀孕的各种不利因素，更能依据检查结果，建议准爸妈该如何正确地调养出适孕身体。

准爸妈在准备怀孕时，就应该及时到医院进行孕前体检，不能因为参加过了普通的身体检查或婚前身体检查，就认为自己可以不必再进行孕前检查。

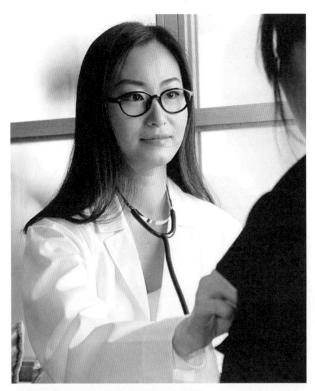

⬆ 孕前的全面性身体检查不可或缺。

以下列出女性孕前必检项目，其中前两项建议夫妻双方都做，以确保胎儿的健康。

1.ABO溶血检查

新生儿溶血病是因为胎儿与母体的血型不合所导致的，它的主要症状是黄疸，此外还可能有贫血和肝脾肿大等表现，严重者会出现胆红素脑病，影响宝宝的智力，更严重的可能引发新生儿心力衰竭。

常见的有ABO血型系统不合和Rh血型系统不合。ABO溶血检查包括血型和抗A、抗B抗体滴度的检测。若女性有不明原因的流产史或其血型为O型，而丈夫血型为A型、B型时，应检测此项，以避免宝宝发生溶血症。

2.TORCH检查

TORCH检查包括弓浆虫、风疹病毒、巨细胞病毒、单纯疱疹病毒H型及B19微小病毒感染的检测。孕前检查排除这些病毒及原虫的感染，以及发现感染后进行有效的治疗是非常必要的，因为这些病毒在最初3个月内，胎儿感染率比较高，容易引起胎儿畸形、流产；怀孕晚期则会引起胎儿器官功能的改变，有的在生产过程中还可引起胎儿出生后的感染，后果非常严重。

3.生殖系统检查

该检查可通过白带常规筛检和阴道分泌物检查来检测是否患有滴虫、霉菌、霉浆菌及衣原体感染、阴道炎症等妇科疾病，及淋病、梅毒等性传播性疾病。若没有做筛检而后怀孕，则容易引起流产、早产等危险。

4.口腔检查

准妈妈的口腔健康直接地影响胎儿的口腔健康，孕前应检查牙齿、牙周、牙列、口腔黏膜等处，确保没有任何口腔问题。有问题应在怀孕前治疗好，

Tips

女性的生殖系统健康标准

· 外阴没有任何不适感和不适症状。
· 常规妇科检查未发现异常。
· 白带清洁度处于两度及以下。
· 白带分泌物未发现滴虫、霉菌等病原菌。
· 艾滋病病毒、梅毒血清检查、单纯疱疹病毒检查呈阴性。
· 乳腺检查未发现异常。
· 子宫颈癌防癌抹片未发现异常。
· 超声波检查未发现异常。
· 优生检查未发现异常。
· 性生活正常。

男性的生殖系统健康标准

· 生殖器没有不适感和不适症状。
· 精液检查未发现异常。
· 艾滋病病毒、梅毒血清检查呈阴性。
· 其余泌尿生殖系统检查未发现异常。
· 优生检查未发现异常。
· 性生活正常。

以免用药对胎儿产生影响。

孕前情绪调适

在孕前做好充分的怀孕心理准备是极其必要的。在怀孕和生产过程中，作为一名母亲，有疑虑、恐慌和困惑是在所难免的事，因为遇到的各种问题和

挑战，比如要适应来自生理和心理的多重转变，要承受孕期之苦、生产之痛等。

因此，妈妈进行心理调适就显得非常重要了。在妈妈健康的身心灵状态下所诞生的宝宝，才会是健康的宝宝。

1.消除恐惧心理

很多女性都害怕、恐惧生产过程中的各类问题，例如怀孕影响体型、生产的痛苦，以及孩子的养育问题。其实，这些顾虑是完全没有必要的，只要坚持在产前和产后进行锻炼，身体很快便能恢复；而生产痛楚只是暂时的，很快就会过去，只要遵照医嘱，护理得当，即可顺利地度过；至于养育宝宝的任务，需要夫妻双方共同承担，多了解育儿知识，并向有经验的人士请教，你会发现，一切都很顺利。

2.提前融入妈妈角色

让自己从备孕时期开始，就做好融入妈妈角色的准备，不遗余力地为怀孕这件事奉献精力、情感和创造力，并充满幸福、自信和自豪感，创造良好的心理孕育条件。

3.放松，就能受孕

"只要放松，就能怀孕"，这一说法已经得到了科学证明。女性排卵受到精神因素影响，一旦情绪过度紧张或焦虑，就会导致内分泌失调，阻碍排卵，从而对受孕造成极大影响。

4.健康的心态与性生活

在备孕期间，夫妻双方应为性生活创造良好舒适的环境，排除不良情绪的干扰，避免心理上的性功能障碍，才能提高性生活满意度，并使性生活保持在最佳状态，从而顺利受孕。在此方面，夫妻可注意以下几点：

· 夫妻双方都要有性需求，而不仅是某一方有要求，或者某一方将其视为负担和痛苦。

· 做爱时，夫妻双方要高度集中注意力，摒除杂念的干扰。

· 夫妻双方应能在高度兴奋、愉悦、舒适、满足的情绪中完成性行为，而不是将其视为义务或感到乏味。

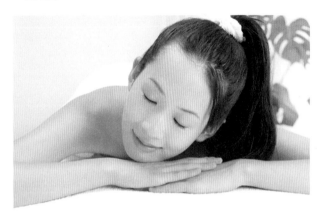

↑ 宽舒放松的心理能提高受孕概率。

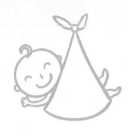

好孕快点来

相信准爸妈一定非常期待宝宝的诞生，而在开始试着受孕之前，不妨一起了解一下怎样才能够成功地受孕。影响受孕的因素有很多，包括受孕环境、人的生理节律、年龄、性交体位，等等。

相信准爸妈一定非常期待宝宝的诞生，而在开始试着受孕之前，不妨一起了解一下怎样才能够成功地受孕，如此不仅能提高受孕的成功率，还会影响宝宝的健康，因此对妈妈来说是非常重要的知识。影响受孕的因素有很多，受孕环境、人的生理节律、年龄、性交体位等等因素都可能会对受孕造成影响。

1.适孕环境

受孕需要一个良好的环境，使夫妻双方以最佳的状态播下爱的种子。中国古代胎教学便非常重视受孕时外界环境因素的影响，理想的受孕环境应要空气清新，温度适宜，并能够让人保持充沛的精力，同时精神振奋。卧室应避免外界的干扰，床上用品则应该是干净的。

2.作息

备孕夫妻在孕前就应该调整好作息，养成良好的生活习惯。研究证实，夫妻双方身体舒适且心情愉快时同房，非常容易形成优良的受精卵，并成功受孕。因为此时愉悦的心情和身体状况能促使内分泌系统分泌出大量有益于健康的酶、激素及乙酸胆碱等，让夫妻双方的体力、智能处于最良好状态，这时的性功能是最强的。

备孕夫妻若长期维持不规律的生活作息，会导致身体疲劳，并破坏体内激素分泌的平衡，造成身体营养不良或免疫功能减弱的状况，从而降低精子和卵子的质量与数量，影响受精卵的形成。此种状况下即使受精卵成功形成，也可能出现胚胎萎缩、流产的情形，降低成功受孕的概率，因为不良的身体状况可能对子宫内环境形成干扰，而不利于受精卵着床和生长。

3.年龄

25~30岁是女性的最佳生育年龄期间，这一时期女性的身体发育完全成熟，卵子质量高，在此时孕育宝宝，生产危险小，胎儿生长发育好，早产儿和畸形儿的发生率最低。

男性的精子质量则在30岁时达到高峰，然后能持续5年的高质量，因此男性在27~35岁期间完成生育是最理想的。在35岁以后，男性体内的雄性激素开始衰减，平均每过一年睾丸酮的分量就下降1%，精子的基因突变率相对增高，精子的数量和质量都得不到保证。

4.季节

怀孕早期是胎儿大脑皮质形成的阶段，不利的气候会影响胎儿的发育和智力，因此怀孕的最好季节是人类生活与自然最适应的季节，也就是夏末秋初。此时气候温和适宜，使妈妈的饮食起居易于安排，让胎儿在一开始的阶段有个安定的发育环境，对于优生最有利，加上风疹病毒和呼吸道传染病亦较少流行，对妈妈和宝宝来说为较安全的季节。

不过，怀孕时间除了考虑季节因素外，也应考虑到夫妇双方的身体条件、精神状态等因素。

5.生理节律

科学研究表明，人从出生到生命终止，身体内一直存在着体力、情绪及智力三方面的周期性变化，这种周期性的变化即为人体的生理节律。想要孕育出特别健康聪明的宝宝，就要在夫妻双方都处于身体情况的高潮期时怀孕，此时人表现得体力充足、幽默风趣、机智灵活、思维敏捷；反之，如果夫妻双方都处于低潮期或低潮与高潮期临界时，就易生出体弱、智力有问题的孩子；而健康和智力情况一般的孩子则产生于夫妻一方处于高潮，另一方处于低潮的情况下。

6.易孕阶段

在排卵前2~3天和排卵后1~2天性交，最容易使女性受孕，医学上称为"易孕阶段"，也叫危险期。

正常生育年龄的女性卵巢每月只排出一个卵子，卵子排出后可存活1~2天，精子在女性生殖道里可存活2~3天，拥有受精能力大多是在排卵后的24小时之内，如果超过2~3天，精子就会失去与卵子结合的能力。因此女性要持续进行基础体温测量，推测出排卵日期，然后抓住"易孕阶段"的时机，就很容易成功受孕。

7.性交频率

古代医学家总结了男子性交频率的规律，如《医心方》中认为："二十岁者两日一次，三十岁者三

Tips
计算夫妻双方的生理高潮时间

每一种生理节律有高潮期、临界日及低潮期，临界日是指每个周期最中间的那一天，也就是低潮与高潮的临界时间，而临界日的前半期为高潮期，后半期为低潮期。

据观察，制约人体体力的生理节律周期为23天，制约人体情绪的生理节律周期为28天，制约人体智力的生理节律周期为33天。因此据临界日的定义，三个生理周期的临界日分别为11.5天、14天及16.5天，如果夫妻能在三个节律的高潮期里受孕是最好不过的了。

计算人体生理节律周期

用万年历计算人体生理节律周期，是用从出生那天起到受孕那天的总天数，加上闰年所增加的天数，然后分别除以23、28、33这三个数字，通过所得余数大小便可得知身体分别处于三个节律周期的哪一阶段。余数等于临界日的天数为临界日，余数小于临界日为高潮期，余数大于临界日为低潮期。

日一次，四十岁者四日一次，五十岁者五日一次，年过六十者不宜多泄精。"这与现代性医学研究结果基本上是一致的，研究显示，虽然以性交频率而言一般三到五天性交一次受孕概率较大，但人的性交频率是随着年龄增长而逐渐下降的，当然实际上也会因人而异，因为每个人体质有强弱，情绪有高低，工作有松紧，生活水准不尽相同。

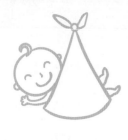

打造理想宝宝

准爸妈在备孕期间，是不是一直都在幻想自己的宝贝到底会长什么样子呢？是男孩还是女孩？是胖还是瘦？眼睛是大是小？接下来告诉准爸妈，宝宝的一切是怎么决定的！

是男孩还是女孩？

新生命的性别主要取决于受孕的瞬间与卵子结合的精子类型，人体一共有23对染色体，其中22对为常染色体，1对是性染色体，男女各不同，女性只产生一种类型的卵子（X），而男性产生两种类型的精子（X、Y），当卵子与带X染色体的精子结合，产生XX型受精卵时，就会发育成女性；当卵子与带Y染色体的精子结合，产生XY型受精卵，就会发育成男性。生男还是生女，就取决于是否有这一条来自父亲的Y染色体，因此，生男生女并非是由母亲决定的，而是由父亲的性染色体决定的。

在备孕时期，或许爸爸和妈妈都对自己将来的宝宝有很多期许与幻想，这代表爸妈对于宝宝的到来非常期待。但其实宝宝生下来是男是女，脸是尖是圆，眼皮是双是单，爸妈都会用一样饱满的爱去对待宝宝。因此我们并不建议爸妈对宝宝有过度的细节想像与认定，因为不管子女与想像中有多不同，爸妈的爱是不变的。

但为了预防一些跟性别相关的遗传性疾病，我们还是有必要了解一些方法，来提高生男孩或生女孩的成功率。

饮食会影响宝宝是男是女。食物有酸性、碱性和中性之分，而据医学专家的发现，女性多吃碱性食物，男性多吃酸性食物，可以帮助生男孩；而女性多吃酸性食物，男性多吃碱性食物，则对生女孩比较有利。蔬菜、茶叶、水果（高糖分的水果除外）、豆制品、牛奶与醋等多为碱性食物；而肉、蛋、鱼、动物脂肪和植物油、米饭、面食、甜食等食品多为酸性食物。

家族基因也会决定子女性别的因素，根据统计，生男生女受男性家族遗传的影响更大，家里有多个兄弟的男性更容易生儿子，而姐妹多的男性则容易生女儿。

接下来介绍一些会帮助生男孩的技巧：

1.服用天然钙

天然钙既是营养剂，也能提高生男孩的概率。每天服用4颗天然钙，持续2个月后，在第3个月的排卵日，要到医院进行一次超声波诊断及颈管黏液的结晶检查，以确定是否要持续服用天然钙。服用天然钙一般需要持续3个月。

2.于排卵日性交

研究发现，在排卵日进行性交，生男孩的概率比较高。男性每次射精时的精子中，Y精子会比X精子的数目多一倍，但相对X精子而言，Y精子寿命更短暂、不耐酸，并缺乏持久性，不过它在碱性液体当中的活动性比X精子高。而在排卵日，阴道内会分泌较多的碱性黏液，所以在这一天进行以受精为目的的性交，就能保存Y精子数量，同时刺激它的活力。

另外，从月经开始后到预定排卵日为止的2周内最好完全禁欲，以增加精液浓度，而在排卵日前5天内必须绝对禁欲，然后在排卵日或第2天进行性交，这样方能保证在排卵日内有足够多的Y精子进入子宫颈。此外，人体的身体状态与精子的数量和质量密切相关，因此，在实施生男生女法时，夫妻双方最首要的还是保持身体的健康。

3.深入的性交方式

深入式的性交方式有助于Y精子被送入阴道深处，增加Y精子与卵子相遇的机会。并且，在性交结束后不要立刻拔出性器，尽可能保持插入阴道内的姿势约10分钟，这样做生男孩的概率更高。性交完成后女性也不要立刻移动身体，而应保持双腿紧闭、腰部抬高的姿势约30分钟以上，也有助于Y精子的活动。

4.女性享受性高潮

女性享受性高潮的程度愈高会更容易生男孩，因为女性在性高潮时，会刺激阴道分泌碱性液，更利于Y精子的活动，借此可提高生男孩的概率。

下面则为生女孩的方法：

1.排卵期前性交

选择合适的性交日期，有利于提高生女孩的成功概率，而合适的性交日期有2种，第一种为排卵日前2日，在通过基础体温测定或其他途径确知了排卵日后，往前推2日，就是生女孩的最佳时间；第二种是受孕日前每隔3天性交一次。如果想生女孩，就要尽量避开Y精子。从月经终了时开始，到以受孕为目的的性交日为止，通过频繁性交，可以减少每次排出的Y精子数量。

2.浅插入式性交

男性射精尽可能在浅插入的状态下进行，这样精子从射出至到达子宫入口为止的距离和时间都会延长，不耐酸的Y精子就会慢慢失去活力，而耐酸的X精子到达子宫的比例就会较高。

3.女性避免兴奋

性交时女性一旦达到高潮，子宫颈管就会分泌大量的强碱性液体，这对生女孩极为不利。因此，性交时女性要尽可能避免兴奋，不要让自己达到高潮，男性插入后要赶紧射精。此外，针对有些女性的易感体质，较容易达到性高潮，因此可以利用粉红胶维持适度的酸性。

像爸爸还是像妈妈？

爸爸妈妈在精卵结合、分化成长的孕育过程中到底遗传给了胎儿什么？哪些地方应该像自己，哪些地方最好不像，这是许多准爸妈最关心的问题。现在让我们一起来看看爸妈和孩子会有哪些可能相似的地方吧！

血型

按孟德尔遗传学的原理，每一个血型都有两个，而且也只有两个等位基因，每个等位基因，各来自父母一方。因此，按遗传规律，根据父母的血型即可判断出小宝宝可能出现的血型。

智商

一般而言，父母智商高的，宝宝的智商也较高；父母智商一般，宝宝的智商也平常，显现孩子的智商高低也与遗传有一定关系，但是后天的教育、学习和营养等因素在儿童的智商发展中也有着相当大的决定性。

寿命

医学专家研究发现，人的寿命长短是由父亲的基因决定的。研究人员对来自49个不同家庭的132个健康人的基因的端粒长度进行了分析与统计，结果显示，父亲基因端粒愈长，子女的寿命则愈长。

脸部特征

　　孩子的脸部特征常常会有爸妈的影子，这是因为脸部特征也会随基因遗传给孩子，例如双眼皮、下巴、耳朵、秃头、眼睛颜色、鼻子，甚至近视与远视，爸妈的特征都可能直接地影响小孩。

　　双眼皮是很多父母会在意的特征，而此特征属于绝对性遗传，只要父母双方中有一方是双眼皮，则孩子大部分是双眼皮。

　　眼睛颜色的话，则是深色的眼睛颜色较容易遗传给子女，例如，若父母一方是黑眼睛，另一方是棕色眼睛，则小孩较有可能是黑眼睛。

　　远、近视也与遗传有一定的相关性，若爸妈皆为高度近视的话，则孩子近视的机会就会更大。

　　鼻子的挺拔度亦受到遗传影响，不过比较特别的是，鼻子遗传基因的影响会延续至成人时期，因此就算小时候鼻子塌，长大后鼻子还是可能很挺拔喔。

　　下巴在医学上也属于显性遗传，有半数以上的遗传概率，通常情况下，孩子都长着酷似父母的下巴。

　　耳朵的形状亦跟遗传相关，较为不同的是，大耳朵是显性遗传，小耳朵则为隐性遗传，代表只要父母中一方有大耳朵，则孩子也极有可能有大耳朵。

　　在秃头方面，则有性别遗传倾向，因为秃头只在男性上为显性遗传，在女性上则为隐性遗传。

身体特征

　　除脸部特征外，身体特征也是遗传影响的范围之一，肤色、肥胖、身高都是与遗传相关的身体特征。

　　像宝宝的肤色就不是由爸爸决定，也不是由妈妈决定，而是中和父母双方肤色。然而，也有可能更加偏向某一方。

　　宝宝的身高亦受到遗传的部分影响，通常来说，决定孩子身高的因素35%来自爸爸，35%来自妈妈，其余30%则取决于环境条件，如营养、运动与锻炼、有规律的生活等。因此，即使父母个子都不高，宝宝还是有可能长成高个子的。

　　肥胖度方面，遗传因素占了一半，另一半因素则为后天饮食与运动习惯，若父母双方都是肥胖的，则孩子有一半的概率也会肥胖；若父母双方中只有一方为肥胖，则孩子肥胖的概率为40%。

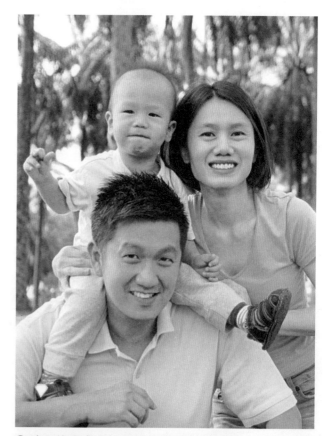

⬆ 孩子的身高和体重都会受遗传的影响。

遗传病

遗传咨询

遗传咨询就是通过准爸妈与咨询师的交谈，收集准爸妈双方的病史资料，结合体检结果，做出全面的分析判断，进行预测和诊断。遗传咨询可在婚前、孕前及怀孕初期进行，有时需要综合进行。

这种爸妈一定要进行遗传咨询

· 家族中有遗传病史。
· 有精神障碍或异常发育家族史。
· 以前生产过罹患遗传疾病的孩子。
· 以前生产过有先天缺陷的孩子，或反复流产、多次死产。
· 有致畸因素接触史（药物、病毒、射线、烟、酒等）。
· 夫妇年龄超过35岁。
· 夫妻为非三代以上的血缘关系。
· 有先天缺陷，如智力发育迟滞等。
· 怀孕10周内患风疹、发生高热、服药、照射X光者。

遗传检测

孕前遗传检测既便于诊断男女不孕症，还可以用于筛选遗传性疾病携带者，如囊肿纤维症、镰刀型贫血症和地中海贫血症等。如果发现夫妻双方都是某种疾病的携带者，就可思考是要自己生孩子，还是要选择收养。

此外还有一种遗传检测就是产前检查，它主要在怀孕早期通过羊膜穿刺术或者绒毛膜穿刺术检查胎儿，以排除唐氏症和其他严重的遗传性疾病，避免生出缺陷儿。

遗传疾病有很多种，在怀孕之前建议进行的遗传性疾病检查，有下列几种：

1.脑积水

胎儿脑积水属于多基因遗传疾病，主要有遗传因素和环境因素，如病毒感染或药物作用的影响。胎儿脑积水应早期诊断，早期处理，否则多会导致难产。

2.唇颚裂

唇颚裂又称兔唇，遗传性唇颚裂的患者通常都发现在其直系亲属或旁系亲属中也有类似的畸形发生。父母双方的年龄愈大，他们的孩子患先天性兔唇的风险就愈高。另外，辐射等环境的影响也会导致新生儿兔唇。

3.先天性多囊肾

多囊肾是一种先天性遗传疾病，多在胎儿时期就存在，随肾脏成长而增大，在此过程中，增大囊肿长期压迫周围肾组织，导致肾脏缺血缺氧，最终导致肾脏损伤，逐渐发展为肾功能不全。

4.癫痫

癫痫有一定遗传性，不同癫痫类型可有不同的遗传方式。癫痫根据病因可分为原发性、继发性2种，原发性癫痫原因不明，多在患者5岁左右或青春期发病；继发性癫痫则是由脑内外各种疾病所引起。

5.血友病

血友病是由于血液中某些凝血因子的缺乏而导致的严重凝血功能障碍，是一组遗传性出血性疾病，通常通过父母一方的遗传基因传递给下一代。

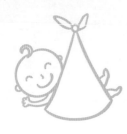

不孕症

不孕症是个重大的考验，爸爸妈妈要一起勇于面对，并且不要灰心，因为不孕症是可以治疗的！

可能的原因

造成不孕的可能原因有许多种外在及内在因素，以下分成两性讨论：

女性

1.适孕年龄

年纪愈大，具备正常生育功能的卵子数量会愈少。一般来说，女性生育能力最强在20~24岁，30岁以后缓慢下降，35岁以后快速下降，35岁的生育能力是25岁的一半，40岁生育能力又是35岁的一半，44岁以后约有87%的女性受孕能力不佳。

女性一出生，卵子便紧紧相伴，无论年龄、生活方式或是外在环境都会影响到卵子的质量，不可不多加留心。

2.压力过大

女性的压力来源有很多，可能来自社会、家庭或同事间，加上现今生活形态转变，女性在职场上所受到的工作压力也随之增加，长期处于抑郁、恐惧及不安等精神状态，会降低女性受孕的可能性。即使顺利受孕，在这样的压力之下，女性自身免疫力及抗病能力也会跟着下降，进而影响胎儿的健康。

寻求一个适当的方法来排除压力，才能在计划生育时为胎儿准备一个良好的母体环境。

3.减肥过度

减肥是许多女性生活的一部分，根据调查，九成女性不分年龄都拥有减肥的经验，其中更有六成以上的比例至今仍在进行中。

生活中，常常可以听到女性减肥过度造成的可怕后遗症，盲目节食造成女性营养不均衡，身体缺乏营养素，严重者甚至经期失调、排卵停止、内分泌紊乱等，从而影响生育能力。尤其是年纪大于30岁的女性，生育能力已逐渐下降，若要减肥，更需采取兼顾健康的计划，否则很容易造成反效果，甚至导致不孕。

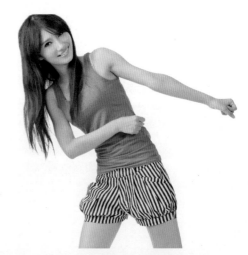

⬆ 错误且过度的减肥会增加女性不孕的概率。

4.病态性肥胖

病态性肥胖的女性经过生育治疗后的成功率较一般女性为低，因肥胖会破坏内分泌，还会阻碍排卵，并引发各类健康问题，如高血压、糖尿病、心脏病等，这些疾病都可能成为女性不孕的原因。就算顺利受孕了，也可能因为肥胖导致一连串的并发症，因此，这个族群的女性在计划怀孕时，应采取健康的方式减肥为佳。

5.饮酒过度

经常饮酒，除不利于健康外，更会影响生育能力，酗酒的女性生育能力会较一般女性减弱许多，因为酒精本身会妨碍多种营养素的吸收。以营养素锌而言，锌是促进生育能力的基本营养素，但女性每日一杯红酒便会降低体内锌含量，导致不孕概率增加。

正在怀孕的女性尤其应避免喝酒，否则胎儿很可能从胎盘中吸收到酒精，造成发育迟缓、神经及器官损伤等不良影响。

6.人工流产

根据调查，多次人工流产容易导致骨盆腔及输卵管发炎、子宫内膜异位、排卵障碍、输卵管及子宫周围粘连，甚至导致输卵管堵塞，形成不孕，而流产的次数与发生不孕的概率形成正比。

多次进行人工流产，也可能导致子宫内膜得不到应有的恢复而变薄。人工流产会将胎儿刮去，这个过程中很容易损伤子宫内膜，甚至伤及底层及子宫肌层，反复进行这个动作之后，可能由于创伤面相互粘连而使受精卵难以着床，让子宫变成不适合胎儿生长的贫瘠之地。

另一方面，医生在进行人工流产的手术时，若所持引管进出子宫腔时压力控制不当，也可能让脱落的子宫内膜跟随血液经输卵管返回腹腔，并在腹腔中建立新的施压点，进而发生子宫内膜异位症，降低女性受孕的可能性。因为异位的子宫内膜会使局部纤维组织增生、粘连，并影响输卵管运送受精卵及妨碍卵泡发育、抑制排卵、降低黄体素功能等。

7.卵巢功能障碍

卵巢功能异常目前并无明确定义，例如月经异常或卵巢退化都可以归纳其中，无论先天或后天的卵巢功能异常都会影响女性受孕概率。月经是一个很明显的观察指标，青春期的女性若超过16岁尚未来潮，很可能是卵巢功能异常；成年女性若忽然停经或经血量忽多忽少，同样有可能是卵巢功能异常所致。

Tips 为什么会有卵巢功能障碍？

· 卵巢功能虽正常，但脑下垂体促性腺激素分泌不足，无法正常排卵。
· 脑下垂体促性腺激素分泌正常，但是卵巢本身早衰、退化，以致无法排卵。
· 卵巢功能、脑下垂体促性腺激素分泌皆正常，但无法正常排卵。
· 体内泌乳激素过高抑制了卵巢功能。

8.子宫颈黏液分泌异常

在整个不孕女性的族群中，子宫颈黏液分泌异常的原因大概占了5%～10%。

子宫颈黏液在排卵期会有明显改变的原因，主要有五点，第一，方便精子进入子宫并保护精子避免被嗜细胞吞噬；第二，中和阴道酸性环境，避免精子失去生命力；第三，提供精子能量来源；第四，作为精子暂时的庇护所，以利精子未来几天再次进到女性上生殖道；第五，过滤精液中的杂质。

从上述可知，子宫颈黏液对于想要怀孕的女性来说是很重要的存在，当女性体内的子宫颈黏液异常时，很可能会破坏原来适合精子居住的环境，进而导致不孕。

9.子宫腔结构异常

所有的子宫腔结构异常都很有可能影响生育能力，因为子宫就是孕育新生命的地方。子宫腔结构异常的症状包括子宫息肉、子宫肌瘤、子宫腺肌症，还有恶性肿瘤。

10.输卵管发炎或感染

输卵管发炎或感染的现象在不孕女性中很常见到，病因通常都是病原体感染引起，病原体包含许多类型，有衣原体、大肠杆菌、淋病双球菌、葡萄球菌、链球菌、变形杆菌、肺炎球菌，等等。最容易发生感染的时间点为流产后、经期及产后，生产或流产所造成产道与胎盘剥离的创伤面、经期子宫内膜剥落的创伤面，都是病原体感染内生殖器的最佳途径。

而不严谨的子宫腔手术也可能导致感染，例如女性装置避孕器、人工流产或含碘造影剂等都有可能造成感染。

另外，经期性行为、性生活过于频繁也都有可能引发输卵管发炎或感染，而邻近器官的发炎也有可能垂直感染，但十分少见。

男性

1.性功能障碍

性功能障碍多半指称的是勃起功能障碍，意指男性在进行性行为时，无法达到足够的勃起硬度，以致无法进行或完成性交。

性功能障碍可分为器质性因素及精神性因素两大类，器质性因素包含血管疾病，如动脉硬化等；服用药物，如部分精神科用药及治疗高血压药物都可能造成这种副作用；神经病变，如脊椎损伤等；内分泌失调，如男性激素不足等。

精神性因素则包括对性行为产生焦虑、沮丧、压力过大等负面情绪，导致心理影响生理，而造成男性的性功能障碍。

普遍来说，性功能障碍的影响原因，多半还是源自器质性因素，其中最常引起的疾病即为糖尿病、高血压以及慢性肾衰竭。

性功能障碍好发在中、老年男性身上，除年纪造成影响之外，男性激素过低、缺乏适度运动、过度肥胖、酗酒、吸烟、糖尿病、高血压以及高血脂都可能产生影响。

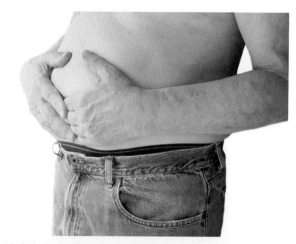

⬆ 过度肥胖会导致性功能障碍。

2.制造精子障碍

成熟的精子在一个月之内，没有经过射精释出，与卵子结合的能力便会逐渐退化。射精时精子在输精管内前进，由尿道射出，进到女性生殖器内可维持48~72小时的生命力。

很多因素都会导致睾丸制造精子异常，例如感染性病、罹患慢性病、外伤、药物影响、睾丸肿瘤、先天性异常、染色体异常、激素异常以及环境毒素等。

3.精子运输系统异常

男性精子运输系统异常，包含了先天性无输精管症及输精管阻塞。男性若罹患先天性无输精管症，即便具有射精及性能力，但由于缺乏输精管输送精子，也无法使另一半顺利受孕。

第二个则是输精管堵塞，一般而言，造成输精管堵塞的原因可分成两大类，第一类为先天性输精管阻塞，先天性输精管阻塞可能源于副睾发育不全、输精管发育不良、输精管闭锁、射精管阻塞等先天发展缺陷；第二类为后天性输精管阻塞，后天性输精管阻塞则可能源于输精管感染、损伤及手术结扎、一般泌尿生殖道感染、前列腺与精囊非特异性感染造成的射精管口水肿和阻塞等。

4.精液异常

精液异常会出现以下几种情况，包含无精症、死精症、血精、精子畸形症、精子凝聚、精液不液化、精液增多症和精液减少症等都会导致男性不孕的可能性。

男性精液异常有许多可能原因，例如射精次数过于频繁、慢性尿道炎、前列腺炎、睾丸、副睾丸炎或精囊炎都会影响精液的分泌及品质，而性功能减退、泌尿系统肿瘤或手术等因素也会有所影响。

不孕症检查

不孕症不一定是男女其中哪方的问题，因此夫妻双方最好可以一起去医院接受不孕检查，当了解问

题根源，才能真正有效为下一步做准备。

以下将医院中的不孕检查分为针对男性与针对女性的：

女方不孕症检查

1.子宫颈造影检查

子宫颈造影检查可以观察子宫颈内部的畅通状态及有无子宫内部的粘连、畸形或发育不全的现象，以及输卵管周围的粘连情况。此外，在某种程度上也可以诊断出子宫肌瘤。

2.子宫内膜检查

该检查主要了解子宫内膜的功能状态。子宫内膜由于受到雌激素和黄体素的影响，会经历周期性的变化。如果孕激素的量不足，子宫内膜就不能充分发育，这样一来就会影响到受精卵的着床。

3.输卵管畅通检查

在子宫内倒入一定压力的二氧化碳以后，将输卵管内的气压变化用图形表示，然后以此来观察输卵管的输出功能和畅通状态。

4.激素检查

为通过测量血液或者尿液中含有的泌乳素、促性腺激素、雌激素、黄体素来测定排卵状态和排卵日的一项检查。

5.腹腔镜检查

这是了解输卵管有无异常的最可靠的方法。怀疑有输卵管阻塞、卵巢周围粘连、子宫内膜炎、子宫肌瘤时使用，长期不孕或者高龄者，亦建议接受此检查。

6.免疫学检查

检查性交过后精子在子宫颈内的活动性。精子活动性差或者精子数量低时，加上子宫颈黏液的分泌量不足，就会导致精子无法到达子宫，此种情况会被

诊断为精子的数量、运动性不足和女性子宫颈黏液与精子不协调的免疫性不孕。

男性不孕症检查

1.血液中的激素检查

该检查应与睾丸组织的检查一起进行，此检查为检测血液内的激素含量。

2.精液检查

精液异常占男性不孕因素的80%～90%，精液检查是确定精子有无异常的方法，通过精液检查可以知道精子数、运动性、畸形率、精液量等。如果每毫升精子中活泼的精子占50%以上，其中畸形率占50%以下的时候就是正常，如果达不到这个标准就会被诊断为精子形成障碍。

3.外生殖器检查

这是精子存在异常时须接受的检查，具体要检查外生殖器的大小、睾丸有没有下到阴囊内、睾丸的大小和形状、副睾的弹性和有无浮肿、精索静脉曲张现象，以及尿道口或者尿道有没有孔等。

4.超声波检查

这项检查用于检查前列腺、精囊和射精管是否受损或堵塞。

5.输精管造影检查

该检查主要是检查输精管畅通状态，一般在患有无精症时实施。先在尿道口导入细管或在阴囊切个小口后取出输精管，然后倒入造影剂后拍摄X光。

6.精子低渗透压膨胀试验

试验中，正常精子被放入一种特殊的糖或盐溶液中时，其尾部将会膨胀，而功能不正常的精子没有这种特性。利用这种特性，它被用于检查精子健康度、活力等品质指标，分析精子能否成功进入卵子的概率。

不孕症治疗

中医治疗女性不孕症的方式

子宫肌瘤或卵巢囊肿等性器官肿瘤不仅可以引起不孕，而且即使怀孕以后也有早产、流产或难产的可能。对于治疗此类女性不孕的一般处方为调经种玉汤、温胞种玉汤、胜金丹、加味养荣丸、八珍益母丸、养精种玉汤、当归芍药散等。

对于身体虚弱的女性应使用养精种玉汤和当归芍药散，其中当归芍药散对女性的作用尤为明显，对身体虚弱、体质差、易感疲劳、晕眩症、手脚冰冷、不孕症、习惯性流产等症状有显著疗效。不仅如此，还有助于胎儿的发育和生产。还有报道称，对于神经敏感、过度疲劳造成不孕的女性来说，在喝调经种玉汤的同时，搭配对下腹的任脉经和三阴交的灸治会更加有效。

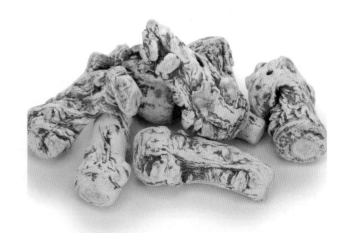

⬆ 当归芍药散可有效改善女性不孕症。

西医治疗男性不孕症的方式

1.严重感染治疗

　　男性罹患严重疾病，包括C型肝炎、艾滋病毒感染等，因害怕传染给配偶，多半不敢直接进行体内射精。这种情形下，可利用多次精液洗涤方式，减少病毒浓度到极低状态，再进行人工授精或试管婴儿等治疗，减低女性配偶感染疾病概率。

2.性功能异常治疗

　　包括夫妻性生活次数太多或太少、丈夫无法勃起、无法射精或早泄、逆行性射精等，可针对病因考虑各种治疗，有勃起不良的治疗药物，如万艾可；若无法进行正常性行为或无法在体内射精，可以射精到容器内，再以不带针的注射筒打入女性阴道内，或用来作人工授精，增加受孕机会。

3.精液品质异常治疗

　　包括精虫数量不足、活动力不够、精虫形态异常，甚至无精症等。

· 药物治疗

　　药物治疗对于少数性腺刺激素不足的男性有明显的改善效果。

· 手术治疗

　　男性检查发现有明显精索静脉曲张，且并有精虫品质不良的情形，可考虑手术方法，使精虫品质改善。但并非所有病人皆可达到明显的临床效果。若不想做手术，则可直接选择人工授精与试管婴儿的治疗方法。

· 输精管结扎的男性也可自然怀孕

　　输精管结扎的男性若想自然怀孕的话，可以接受输精管显微重建手术，也有一定的改善效果。

中医治疗男性不孕症的方式

　　有时会出现检查结果显示没有任何异常，可是却始终不能怀孕的情况。这样的男性在治疗不孕时可以使用全身疗法，通过全面地调节饮食习惯、工作生活环境与内分泌之间的关系来恢复健康，具体的处方有十补丸、六味地黄汤、八味地黄汤、温肾丸、固本健阳丹等。从小就气虚的人，若用十补丸或者鹿茸人参丸来补充气血的话，会变得精力旺盛。

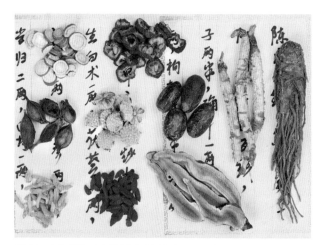

↑ 补对中药可以提升男性精力，治疗不孕。

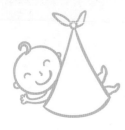

高龄生产孕前须知

高龄产妇在孕期中需要面对什么样的问题？又有什么孕前准备事项和孕后注意事项呢？

高龄产妇定义

从医学的角度来看，普遍认为生产年龄超过35岁（怀孕年龄超过34岁）即为高龄产妇。在这个年纪之后，许多慢性疾病如高血压、糖尿病等一般老年的问题就会逐渐开始产生，因而增加了怀孕时母亲及胎儿产生并发症的概率。况且年龄较大，身体机能与体力皆会变差，怀孕时的不适症状更为加剧。经常在高龄产妇身上发生的并发症包括：妊娠高血压、子痫前症、子癫症、胎盘早期剥离、前置胎盘、妊娠糖尿病等；在胎儿方面则包括：胎儿生长迟滞、早期流产、染色体异常、胎死腹中或早产等问题。

许多女性自恃容貌年轻或心理年轻，觉得"晚一点生也没关系，反正一定生得出来"，这样的想法却不尽然正确。生理状况不会随着心理变化而变年轻，你可以随时保有一颗年轻的心，却很难保有年轻的身体。对于没有预算作人工生殖却仍想怀孕的女性来说，由于生理状况会与年龄的增长成反比，故应尽早生育。另外又加上塑化剂等环境因素的影响，卵巢老化衰竭的速度随着时代更迭越来越快，年轻时卵巢功能即逐年下降，更年期提早来临的情形屡见不鲜，许多女性甚至在40岁时就已停经。在这样的前提之下，女性如果仍想怀孕，应把握时机尽早受孕。

高龄怀孕优点

作为一个高龄产妇，不一定都只有缺点，根据统计，高龄产妇反而比较长寿，推估应为较晚生育子女，更年期因而来得较迟。动情素持续提供，有性行为的时间更久，反而比较长寿。而且高龄产妇要照顾小孩，多用脑袋较不易与社会脱节，同时老年痴呆的比例也随之下降。正因生育时间比较晚，身体会产生大量雌激素，可预防骨质疏松，并能降低心血管疾病的发生比例。

此外，年轻产妇常出现"小朋友带小朋友"的状况，反观高龄产妇的情绪较为稳定、心智成熟。根据统计显示，高龄产妇所生的小孩，智力发展反而较一般孩子来得更好。而且，通常高龄产妇经济状况较佳，能够给予孩子的资源也更加丰富。

另一方面，年轻的妈妈通常会为育儿的事而备感烦恼，但如果有了自己的事业后再生育，那就不会为宝宝的诞生而感到痛苦，反而能在育儿的过程中，享受到人生的快乐和成就感。与年轻的夫妇相比，较晚生儿育女的夫妇在经济条件和社会地位上都有一定的基础，因此可以为宝宝提供更稳定的生活环境。

除此之外，高龄妇女如果在渴望得到宝宝的情况下突然怀孕，就会给家人带来意外的惊喜。高龄产妇与年轻时的偶然怀孕不同，在怀孕前，高龄妇女通常会制订周密的计划。另外，高龄产妇的人生经历比较丰富，能够以平静的心态迎接宝宝的降临。如果把宝宝当做是自己生命的一部分，那么宝宝将得到更无微不至的呵护。

高龄产妇将面对的生理问题

怀孕时，孕妇的生理状况本来就会出现很大的转变。随着产妇年龄增长、生理状况走下坡路，面临孕期各种不适的压力，可能会超出高龄产妇的承受范围，更可能提前将体内潜伏的各项疾病都引发出来。

怀孕时等于在预告孕妇未来可能会罹患的疾病，比如孕期有妊娠高血压的人，未来罹患高血压的可能性就会比较高，而高龄则更会加重这种状况的发生。

高龄产妇可能罹患的疾病有以下：

心血管疾病
1.高血压、心脏病、心脏瓣膜等问题

当自然生产过度用力时，少数个案会导致脑血管破裂。随着年龄越大，心血管疾病越常见。

心脏瓣膜问题，如二尖瓣膜脱垂，其患者易血流不顺、供血量不足。当生产用力时，容易喘息不止甚至是晕厥。年龄越大，影响越严重。

2.子痫前症、妊娠高血压

高龄产妇发生子痫前症的概率为一般产妇的2~3倍，患妊娠高血压的概率也较一般产妇高。

内分泌问题

高龄产妇罹患妊娠糖尿病的比例为一般产妇的近3倍。孕期没控制好血糖，胎儿易罹患巨婴症，甚至是流产或胎死腹中。孕期的饮食上应控制油脂与糖分的摄取。

甲状腺问题

甲状腺亢进会导致不孕，即使成功怀孕，流产概率也比别人来得高。通常甲状腺亢进的人体型较瘦，平时易发抖及感到燥热。甲状腺低下的患者的症状则是其新陈代谢会比较慢。甲状腺问题好发于年轻女性，怀孕的年龄越高，表现的症状也越重。此类型患者，孕期必要时须吃控制甲状腺的药物。

安胎比例提升

高龄产妇需安胎的比例高出一般产妇许多。况且年纪越大，子宫与卵巢病变的可能也越大，当"胎儿所居住的房子"品质不佳时，容易导致早期子宫收缩合并出血或是早期破水，这些状况发生时大多需要长期安胎。

胎盘早期剥离

造成胎盘早期剥离的原因，除了因碰撞而引起胎盘剥离之外，高龄怀孕也是一项间接危险因数。因为高龄产妇较易罹患妊娠高血压，而妊娠高血压又是胎盘早期剥离的成因之一，因而可推估高龄产妇胎盘早期剥离的可能性也比较大。

难产概率较高

很多人认为"高龄生产就是难产"。在分娩过程中，婴儿经过的通道统称为产道，产道又分为由骨盆骨骼所组成的硬产道，以及由子宫颈、阴道、会阴部所组成的软产道。年轻的孕妇在临盆时，体内激素的分泌量会增加，因此软产道会变得很柔软，但高龄产妇的软产道却相对坚硬，经常出现阵痛时间过长或难产的现象。

剖宫产概率增加

上述所提到高龄产妇的难产概率较高，促使高龄产妇的剖宫产概率比年轻孕妇高约2倍。加上高龄产妇常有体力衰退的问题，生产时体力不足会导致产程迟滞、子宫收缩力与复原能力变差，剖宫产的概率也随之增加。

与高龄初产妇相比，具有生育经验的高龄经产妇难产、生育畸形儿或罹患妊娠毒血症的概率会相对低一些。虽然经产妇的子宫入口更容易打开，但如果相隔十年之久再生育第二胎，那么孕妇的身体状况与生育第一胎时已经没有什么两样了，因此晚生第二胎或第三胎的孕妇，也属于高龄产妇。

高龄产妇孕前准备

如有生产意愿，女性在当高龄产妇以前，建议先做全身健康检查，确认自己是否罹患慢性疾病，如红斑性狼疮、糖尿病、高血压与肾脏疾病等，否则贸然怀孕可能会使病情恶化，甚至可能需要中止妊娠。一旦确定本身没有潜在的风险，即可安心准备受孕；如果发现潜在的疾病，应先积极接受正规治疗再考虑是否要怀孕。

同时，也可先检查本身是否有乙型肝炎以及风疹的抗体。妈妈倘若在怀孕时罹患风疹，生出畸胎儿的概率会比较高，因此若有怀孕打算，可先接种疫苗以防万一。

若是计划性怀孕，可于怀孕前提早1~2个月开始补充孕期专用叶酸。叶酸的好处为协助胎儿神经管发育，减少脊柱裂的产生。假使怀孕前来不及服用，怀孕后可服用3个月。

40岁以前想要怀孕需尽快，因为40岁以上人工受孕成功的概率较低，更遑论自然受孕的成功率了。即使有人工生殖辅助，高龄女性受孕成功的概率仅有13.8%，胎儿的存活率则仅有6.7%。况且40岁以后有三分之二的胎儿会早产，所以最好尽早怀孕。在想要怀孕的前提之下，高龄女性如与另一半有正常性生活且无避孕，半年后仍未受孕，则可找医师评估身体状况。

高龄产妇必须为怀孕做好充分的准备，在计划怀孕之前，应该接受慢性疾病的检查。如果患有糖尿病或高血压，就应该先把血糖或血压控制在正常值以下，这样才能保证宝宝的安全。

高龄产妇孕后注意事项

饮食

饮食必须维持均衡正常，且不要误信偏方。传言孕期服用珍珠粉可以使腹中胎儿皮肤白皙，医师表示此谣言完全没有科学依据。除了珍珠粉之外，亦不要乱吃来历不明的偏方。若认为自己平时吃得不够营养，可补充孕期专用的综合维生素锭剂。其实，孕期通常只要均衡饮食即可确保营养充足，因此妈妈不用过于担心。

衣着

衣着宽松舒适，多穿纯棉透气衣物。在怀孕30周以后，腹部较大，建议穿托腹带支托腹部，以免因腹部过度压迫到子宫颈而造成早产。

旅行

坐飞机时因气压变化大、久坐，容易产生"经济舱综合征"，脚部会感到酸痛。怀孕的妈妈在生理上会自动调整凝血机能，以免生产时出血，凝血因子比一般人高出2~3倍，因此坐飞机时腿部会更加酸痛不适，少数严重者甚至会红肿热痛，必须用手术释放腿部的压力。因此孕妇应尽量少搭乘长途班机，如要出国，最好去航程较近的国家。一旦感到不舒服时，就要站起来走动一下。12周以前不要泡温泉，因为怀孕初期是胎儿神经管发育的重要阶段，水温太高对于胎儿神经管发育会有负面影响，而若是冷泉，影响则不大。

心情

妈妈别太紧张,因为过度焦虑也会影响到胎儿的发展。倘若过度焦虑,会导致子宫血管阻力上升、子宫的血流量减少,胎儿的体重因此减轻,胎儿容易过小。出生体重若不足2500克即代表胎儿过小,需要住保温箱来避免失温。

其他

高龄妈妈必须注意预防肥胖症。为了安全地度过孕期,必须均衡地摄取营养。例如,为了预防肥胖症,应该限制热量的吸收,并充分摄取优质蛋白质和维生素。

妊娠肥胖症是导致妊娠综合征的主要原因,孕妇的体重增加如果在20千克之内,属于正常范围,但如果增加超过20千克,就有可能患有妊娠毒血症。在怀孕20周以后,应该把每周的体重增加量控制在0.5千克以下,并适度地做运动,保持良好的体力。

除了帮助控制体重外,适度地做运动也有助于顺产。适当的产前运动能使妈妈提升体力、松弛肌肉,并减轻生产时的痛楚及促使生产过程顺利,更能预防怀孕期间出现的身体不适症状。不过,在运动时也要注意强度和安全性,如在出门或回家上下楼时,必须观察自己能否负荷,不要过于勉强,若有电梯就可以搭乘。

妈妈在孕期间必须注意胎动变化,胎动频率如果较平常减少一半以上,或是一整天都没胎动,就要去医院装设胎儿监视器,以观察胎动与胎心音。通常第一胎时,胎动会在18~20周出现;第二胎则为16~18周。

而家中挑选家具则要依照妈妈身体状况来选购,为避免腰酸背痛,床垫应选择软硬适中的,若能够在购买前先实地试躺,认为满意后再买为佳。另外,枕头的高度也会对妈妈的睡眠质量造成很大的影响,应选择高度及软硬度适中的枕头。家里必须保持空气流通,才能随时呼吸新鲜空气,且厨房及浴室也要注意打开门窗,以免一氧化碳中毒及缺氧。更重要的是,要注意磁砖是否容易滑倒,可铺设防滑磁砖或防滑塑胶地毯,并避免跨越浴缸入内洗澡,增加可能发生的危险。

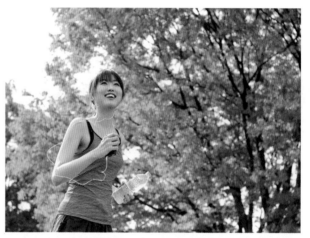

↑ 适度运动可帮助高龄产妇在孕后远离妊娠肥胖症。

Part 2
开始当妈妈了！怀孕初期

恭喜你正式成为妈妈了！在体内孕育一个小生命的过程是非常幸福且奇妙的，一般来说我们将此过程分为3个时期——怀孕初期、中期和后期，初期指受孕开始到第12周，中期指第13周到第26周，后期则指第27周到生产，不过此分界并不是一定的，会因人而异而相差1~2周。

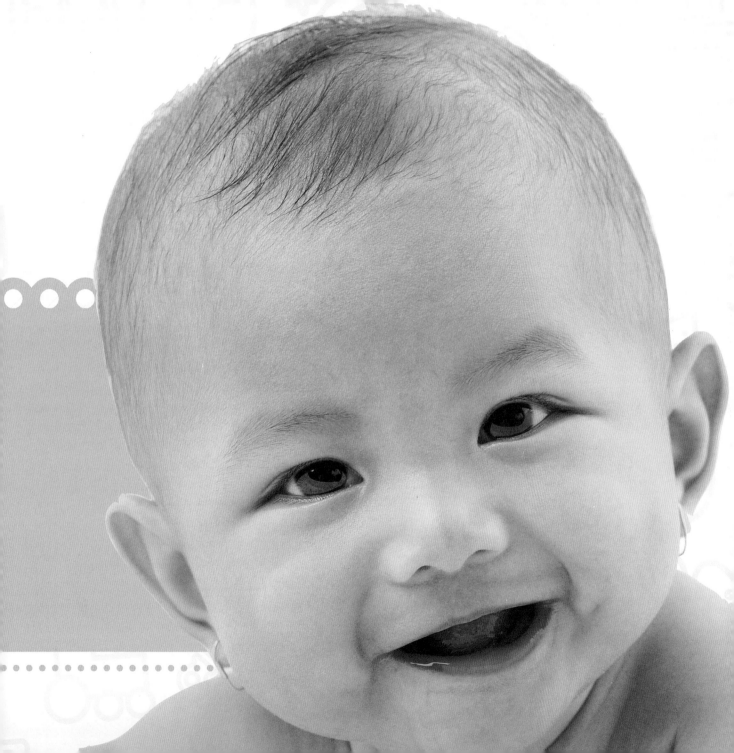

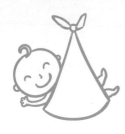

相关小知识

在欢喜迎接宝宝到来的同时，我们要带爸爸和妈妈一起了解一下怀孕初期该学习的小知识和应注意的事项喔！

妈妈和宝宝的生理变化

妈妈

体重与身型

在怀孕第1个月时，除了乳房会涨大以外，妈妈的体重和身型不会有明显变化；而在怀孕2个月时，妈妈的腰会开始变粗，但体重依然不会明显增加，有些妈妈的体重甚至因为早孕反应而下降；怀孕3个月时，因食欲开始增加，进而使体重上升，此时的臀部和腿部开始变胖，肌肉会变得更结实。

乳房

在怀孕初期，在雌激素和黄体素的共同刺激下，乳房为了提供母乳而逐渐变大、变软，并开始出现涨痛的情形。乳晕区域会扩大，颜色会从原本的粉红色变成红褐色。在怀孕第3个月，乳头周围会开始发黑，并且出现浅蓝色的静脉。另外，乳房会有敏感、胀痛以及碰触乳头时感到些微疼痛等症状，或是刺痛与抽动的感觉，皆为正常现象。

此时期的乳头会分泌一种具有润滑与保护作用的物质，因此不需要过度冲洗乳头，以免降低保护作用。

另外，孕期中妈妈不需担心乳房过小，因为乳房大小并不影响母乳的供给。

子宫

子宫在此时约为鸡蛋的大小，大小和外形的变化还不明显，但是子宫内部却已开始孕育一个小生命，此时黄体素会开始分泌，使子宫变得更加柔软，进而停止排卵和月经。同时，子宫颈黏液也会变得黏稠，使子宫封闭，起到保护胎儿的作用。

至怀孕第2个月开始，子宫壁开始增厚，且变得愈来愈柔软，整个子宫已大约有一个鹅蛋那么大，不断增大的子宫开始压迫膀胱，使妈妈开始出现频尿的症状。

基本上，怀孕初期时，子宫还会固定在骨盆内，到第2~3个月，子宫会开始增长并对周围脏器造成压力；而在怀孕第14周，子宫的位置已大约在腹部了。但怀孕期间的子宫大小与位置是因人而异的，会因为孕妇体型、怀孕次数、肚脐位置、腹肌的坚固性、羊水量等而有所差异。

体温

怀孕初期的体温通常会呈现稍高的状态，并持续3周以上。

不适感与疾病

1.无力、嗜睡、头晕

在怀孕第1个月，无力与嗜睡的感觉并不严重，有的妈妈甚至没有产生任何不适，甚至还不知道自己已经怀孕。但是一些较为敏感的妈妈，此时已经开始出现轻微的疲倦感，并且感到有些嗜睡。而随着孕期的推移，上述症状会愈来愈明显，并且除了疲劳外，妈妈还会感到有头晕的症状，而所有症状则在怀孕第3个月时开始明显影响妈妈的生活。

要缓解这些症状，妈妈可试着多多散步、运动、按摩，也可以尝试听音乐或进行自己有兴趣的活动，保持心情愉快。此外，也可用温水泡脚，对于舒缓不适感有一定的效果。

2.感冒症状

因体内激素分泌失调，少部分妈妈则会出现类似感冒的症状，例如身体无力、发热、怕冷等。

3.偏头痛

怀孕初期的妈妈有时会有偏头痛的感觉，并可能伴有其他症状，如恶心、呕吐或对光和噪音敏感。偏头痛的原因有多种可能，大多是因为体内激素分泌大幅改变所致，其他原因如压力大、情绪抑郁、过敏、鼻窦阻塞、眼睛疲劳、缺乏睡眠、饥饿、脱水等，都有可能造成妈妈偏头痛的症状。因此妈妈如何在怀孕期间调适自己的生理与心理，是非常重要的课题。

首先，拥有一个安静的生活环境，对怀孕中的妈妈来说是极其重要的，妈妈必须远离嘈杂的环境，因为过强的光线、噪音或有异味的环境均会加重偏头痛症状。再来则是妈妈的自我调理，当妈妈出现偏头痛时，必须要注意饮食的调整，因为约有16%的偏头痛是因对某些食物较为敏感而引发的，如芝士、红酒、巧克力、腌或熏的肉类等。最后，妈妈的情绪和精神是最重要的，要学会放松心情，可利用音乐、冥想或运动等方式，以舒缓压力及保持心情愉快。精神方面，则需有充足的休息，如此才能避免偏头痛的发生。

偏头痛的症状大多发生在怀孕初期，而在怀孕中期以后就会逐渐缓解，有时在怀孕后期亦会出现偏头痛，这时如果头痛状况非常严重，则有可能引起高血压，须马上就医治疗。

4.嗅觉及味觉变化

刚怀孕时，嗅觉会变得较为敏感，会闻到以前闻不到的味道，纾解方法为经常漱口或喝茶，可让气味不那么明显。此症状通常在怀孕中期可获得极大改善。

而与嗅觉极为密切的味觉也会跟着产生变化，

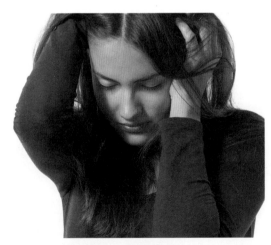

↑ 怀孕初期妈妈会出现偏头痛的情况。

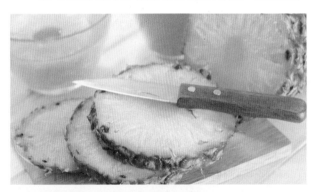

↑ 大多数妈妈会开始喜欢酸性食物。

像是妈妈怀孕后会开始改变饮食习惯，大部分妈妈会变得喜欢酸性食物，而讨厌油腻的食物。

5.牙龈肿痛、出血

在怀孕初期，妈妈的牙龈将变得更加松软，牙龈中的血管通透性增强，易诱发牙龈肿痛、牙龈出血等症状。

对此，妈妈要加强保护牙龈和牙齿的意识，勤于刷牙、漱口，避免牙齿和牙龈受到刺激，可使用牙线彻底清洁牙齿，用牙刷清除舌苔，及时消除口腔中的食物残渣，保证口腔卫生，并尽量在晚上少吃甜食。怀孕前已经有牙龈炎症的妈妈要更加谨记以上注意事项。

而为保险起见，妈妈应选择不含氟的牙膏，以免因部分牙膏含氟过多导致妈妈体内氟过量，对胎儿的骨骼发育造成不良影响。

6.孕吐

孕吐是人类保护胎儿的一种本能。人们日常生活所吃的各种食物，多少皆含有对人体有轻微损

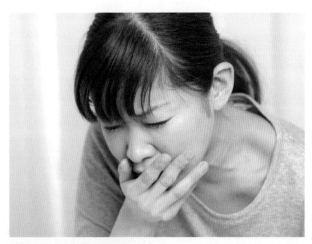

⬆ 妈妈会偶尔出现呕吐感。

害的毒素，而孕吐反应则可以提醒妈妈要保护好自己，避免有毒物质下肚，因为这些毒素一旦进入胚胎，就会影响胎儿的正常发育。为了让妈妈提高警惕，胎儿就分泌大量激素，增强妈妈怀孕时的嗅觉功能和呕吐中枢的敏感性，以将毒素拒之门外，确保自己的健康生长。

此时的妈妈会发现自己经常在早起刷牙、三餐前后以及闻到某些让自己反感的气味时感到恶心而呕吐。部分妈妈的呕吐会发生在一天中的固定时刻，但对有些妈妈来说，感到恶心和呕吐的时间是不固定的。

到目前为止，医学上并没有完全成功的方法能够治疗孕吐，妈妈可使用下列几种方法来改善孕吐的状况：

少量多餐

妈妈如果一次进食太多食物，很容易因胃部胀满而易引发呕吐，因此应遵循少量多餐的原则，在三餐中进行加餐，可以每2~3小时少量进食一次，吃些苏打饼干、面包、瓜子、乳制品等分量不多的食物。

吃过早餐再刷牙

此做法可缓解因刷牙刺激口腔和肠道而引起的呕吐。

适当补充水分

妈妈可以在饭前喝一杯加有苹果汁、橙子汁、柠檬汁、果酱或蜂蜜的温开水，发挥保护肠胃的作用，并减轻呕吐症状。频繁呕吐的妈妈则要适时补充水分，建议多吃粥类、新鲜水果等食物，并喝鲜榨果汁，以补充身体流失掉的大量水分。以下是一些对孕吐有缓和效果的果汁，做法简单，妈妈可在家自行尝试制作。

Tips

苹果柠檬汁

材料：苹果、柠檬。

比例：10 : 1

功效：苹果甜酸爽口，可增进食欲、促进消化、防治便秘、缓解孕吐，并替妈妈补充碱性物质、钾和维生素，同时可以有效地防止怀孕时期的水肿。柠檬则有健脾消食之效，有益于妈妈安胎助孕，故柠檬有"宜母子"之称。

火龙果水梨汁

材料：火龙果、水梨。

比例：1 : 12

功效：火龙果对咳嗽、气喘有独特疗效，且有促进肠胃蠕动、消肠、通便三大功效，亦含有丰富的维生素C和膳食纤维。水梨则能除烦解渴、清肺润燥。

柚子香橙汁

材料：柚子、橙子、蜂蜜或冰糖水。

比例：1 : 20 : 1

功效：柚子能止咳、解痰、抗病菌，还有除却肠胃中的恶气，治疗妈妈食欲不振的功效，并含有能降糖的类胰岛素，能有效预防孕期之高血糖。橙子中则含有丰富的果胶、蛋白质、钙、磷、铁及维生素B、维生素C等多种营养成分，尤其是维生素C的含量最高，有生津止渴、消食开胃的功效，适合怀孕初期食用。

西红柿木瓜汁

材料：西红柿、木瓜、蜂蜜或冰糖水。

比例：5 : 8 : 1

功效：西红柿富含维生素C、胡萝卜素、蛋白质、微量元素等，酸甜可口，有美容健身之效，还可使皮肤色素沉淀、减退或消失，亦可用于治疗肝斑等皮肤疾患。木瓜能理脾和胃，治疗消化不良、吐泻等疾病。

此款果汁富含大量的维生素A，可有效地防止孕期钙的流失。同时含有的酶类，可以促进妈妈的代谢平衡。

菠萝芹菜汁

材料：菠萝、芹菜、蜂蜜或冰糖水。

比例：5 : 1 : 1

功效：菠萝香味宜人，味甜鲜美。芹菜营养丰富，具有健脾养胃、润肺止咳之效，且具有特殊的香味，能增进妈妈的食欲。

此款果汁富含丰富的维生素及铁、钙、蛋白质和纤维，可帮助消化、健脾解渴、消肿去湿。

大杂烩果汁

材料：苹果、香梨、橙子、猕猴桃。

比例：3 : 2 : 2 : 6

功效：猕猴桃果实鲜美、风味独特、酸甜适口、营养丰富，有滋补强身、清热利水、生津润燥之功效。此款果汁含有良好的可溶性膳食纤维，可有效降低胆固醇，保护心脏健康，快速清除并预防体内堆积的有害代谢物。

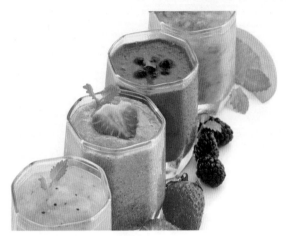

⬆ 果汁不但可以补充妈妈所需水分，更提供多种营养素。

多多摄取蛋白质

多吃些富含蛋白质的清淡食物，能帮助抑制恶心症状。

吃姜不会吐

姜能够有效缓解孕吐症状，妈妈可把生姜切碎，用热水冲泡，做一杯姜茶舒缓自己的胃。另外姜糖也有同样的功效。

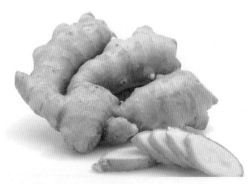

⬆ 姜有助于缓和孕吐症状。

适量的维生素B$_6$制剂片

妈妈若孕吐反应太严重，可至医院咨询医生，并在医生指导下服用适量的维生素B$_6$制剂片，能够有效缓解孕吐。切记，绝不可因为孕吐严重，就自行过量服用，否则会导致宝宝出生后容易出现惊厥、兴奋、哭闹等症状。

避免吃高脂肪含量的食物

高脂肪含量的食物需要较久的时间才能消化，因此有孕吐症状的妈妈应尽量避免，以免增加消化负担。油腻、辛辣、有酸味和油炸的食物也要少吃，因为这些食物会刺激妈妈已经变得脆弱的消化系统，加重孕吐症状。

远离恶心的味道

妈妈通常对厨房油烟、汽车排放的烟及气体、肉味等气味产生反感，甚至会加重头晕、恶心、呕吐等不适，因此妈妈要尽量远离容易让自己感到恶心的气味。

穴位按摩法

内关穴位于前臂正中，腕横纹上三指的位置；足三里穴位于用大拇指按住同侧膝盖髌骨上缘、其余四指向下时，中指指尖所处的位置。妈妈可尝试每天用手指交替按摩自己的双侧内关穴和双侧足三里穴，共20~30分钟即可。

7.流涎

怀孕时唾液腺较为旺盛，使妈妈分泌较多唾液，而容易有不自主流涎的现象。

8.腹部不适

腹部疼痛的症状会出现在怀孕初期，原因是怀孕后，子宫和骨盆会开始充血，加上骨盆腔血管管径扩大，造成血液加快流速，因而产生腹部不适感。

无论疼痛多么严重，都不建议服用非经医生核准的止痛药，因大多腹痛都能被医生准确地诊断出来，所以还是建议妈妈到医院做完整的检查。

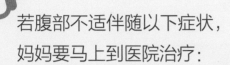

若腹部不适伴随以下症状，妈妈要马上到医院治疗：

· 周期性的腹部疼痛。
· 严重腹部疼痛。
· 持续一小时以上的腹部疼痛。
· 不适的症状伴随出血或黏液流出。
· 发烧、呕吐、腹泻的同时，出现腹部或后背疼痛的情况。
· 腹痛的同时有胸口疼痛的情况。

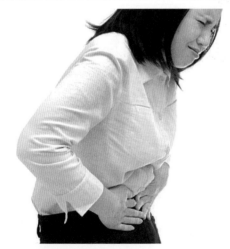

⬆ 怀孕初期要注意腹部不适。

9.频尿

怀孕初期，子宫的扩大占据了盆腔部分的空间，因而引起膀胱受到挤压，使得频尿的现象增加。此现象会在怀孕中期慢慢消失。在此之前，妈妈可以适当地控制饮水量，并且注意晚上7点之后尽量不要喝水，晚餐也不要食用利尿的食物，例如西瓜、冬瓜、薏仁、萝卜等，否则会使妈妈半夜频尿，影响睡眠质量。

频尿是怀孕时的正常现象，但如果同时出现尿急、排尿疼痛、血尿等症状，则必须马上去医院检查或咨询医生。

10.白带异常

正常的白带是无色透明的或是白色糊状液体，一般无气味或略带腥味。怀孕初期，由于体内促进子宫颈及子宫内膜腺体分泌黏液的雌激素，随着愈接近生产而逐渐增多，因此白带也会随之增多。

所以若怀孕初期只出现白带增多现象，就像上述所说，是正常现象，但若白带颜色不正常，出现黄或绿的颜色，质地黏稠或呈豆腐渣状，且伴随难闻的气味，或是阴部发生瘙痒、疼痛、灼烧感的话，很有可能已经造成了阴道感染，若不及时治疗，细菌就可能侵袭胎儿，造成流产。

11.阴道出血

怀孕初期时出现的阴道出血，是妈妈和医生们最担心的问题，因为阴道出血可能代表流产、子宫外孕、葡萄胎或是子宫颈出现问题。怀孕初期出现阴道出血的孕妇中，大约有一半的病人都能成功地继续怀孕，另外约30%的病人发生自然流产，10%的病人是子宫外孕，而极少数病人可能拥有葡萄胎或子宫颈病灶等问题。若是成功继续怀孕的妈妈们，必须适度地卧床休息，但不建议过度或长期卧床，因为此种做法可能引起骨盆腔血栓静脉炎。而部分医生也认为摄取维持胎盘稳定性的黄体素亦能帮助出血症状改善。

成功继续怀孕的妈妈不需担心阴道出血是否会

对胎儿造成影响，因为研究指出，早期怀孕出现阴道出血后，如果成功继续怀孕而生产，其婴儿有先天性异常的比例并未有增加的现象。

由于以上种种的可能性，妈妈对阴道出血须有一定的警惕程度，若是妈妈有阴道出血的现象，建议立即到医院就医，确定问题根源后再做后续处理。

12.子宫外孕

受精卵着床在子宫体以外的地方即为子宫外孕，子宫外孕的概率占所有怀孕的0.5%～1%。有多种可能因素导致受精卵在子宫以外的地方着床，而高达90%的子宫外孕发生在输卵管。

如果妈妈在怀孕后出现下腹部突然的剧烈疼痛或绞痛、刺痛，且持续或反复发作、少于月经量的不规则阴道出血，或严重的恶心、呕吐、晕眩、肛门下坠等症状，这些有可能是子宫外孕的征兆，严重时妈妈会脸色苍白、出冷汗、四肢发冷，甚至晕厥、休克，发现后要尽快就医，避免导致大出血而危及生命。

子宫外孕是比流产更严重的疾病，因为子宫外孕的受精卵无法正常发育，最严重的情况下，输卵管会随着胎儿长大而破裂，不仅胎儿不保，还会危及孕妇生命，及早发现才能进行流产手术，减低将来的危害。

13.便秘

由于体内的激素和铁元素的增加，加上子宫与骨盆之间的直肠受到压迫，而引起孕妇便秘。

一般情况下会使用便秘治疗剂来解决便秘的情况，但是治本的方法还是调整饮食及喝水习惯，尽可能多摄取富含纤维素的食物，像是水果或蔬菜，搭配起床后一杯温开水和适量的饮水量，可有效缓解便秘症状。

14.痔疮

由于子宫的扩大而压迫到直肠静脉，加上便秘的影响，导致妈妈在怀孕前后可能得轻度的痔疮。痔疮症状通常在生产完后就能获得改善，因此不必过于担心。

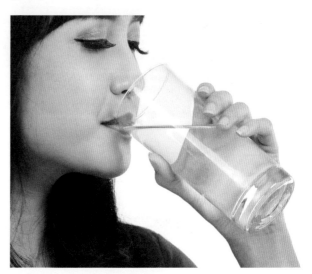

⬆ 多喝水可改善便秘情况。

胎儿
身长

在怀孕第1个月的时候，宝宝身长只有0～0.2厘米；而在进入到第2个月的时候，则长大了一点，变成1～3厘米，看起来就像一颗葡萄，并将以平均每天1厘米的速率持续成长，直到怀孕第4个月；进入到第3个月，胎儿则会成长到3～10厘米，相较于第1个月已经成长许多。

体重

第1个月时小宝宝只有1微克，几乎等于没有重量；到第2个月时，宝宝的体重会增加到1～4克，成长非常迅速；到了第3个月，就长大到4～40克了。

五官

五官在怀孕第1个月皆尚未完全形成，但嘴巴和下巴已经出现雏形；而在第3个月，80%～90%的五官都已逐渐成形，但皆不明显，因为五官的发展要到12周以后才会渐渐稳定下来。

四肢

第1个月时宝宝看起来像一个小蝌蚪，是一个大大的头部、拖着长长的尾巴的样子，但此时的手脚皆很小，因此看不太清楚。

第2个月，宝宝的骨骼处于软体状态；在第5周时手、脚和尾巴则处于萌芽状态；第7周时，宝宝的头、身体与四肢的形状开始清晰，尾巴逐渐缩短；第8周末，用肉眼即可分辨出头、身体和四肢，宝宝的手脚也会开始活动了，会踢腿和伸展，且手指和脚趾间出现了蹼状物，可以在子宫内游泳了。

第3个月时，宝宝的头显得特别大，尾巴完全消失；手指、脚趾清晰可辨，已经完全分开，并长出手指甲，双脚上的蹼状物也消失了；手腕和脚踝发育完全，双手手腕开始弯曲，肘部形成，能伸向脸部，身体各处的关节也已形成；四肢在羊水中已能自由活动，开始了全身性的运动，两条手臂和双腿能够在体前相交了，左右腿还可交替做屈伸动作，能够踢腿、伸展与行走。此外，宝宝还可以吸吮和吞咽，能够把拇指或大脚趾放进嘴里吸吮。

器官

从第3周末开始，出现了心脏的发展基础，虽然还不具有心脏的外形，但已在胎儿身体内轻轻地跳动；胎盘、脐带也已开始发育。且在孕期第1月时，脑、脊髓等神经系统，血液等器官的原型也已经出现。

而在孕期第2个月时，宝宝的皮肤薄如一张纸，看上去全身透明；眼睛、嘴巴、耳朵开始出现轮廓，鼻部隆起，鼻孔、颚部和耳朵的位置愈来愈明显，人脸的基本模样形成；大脑则开始高速发展，平均每分钟有一万个脑神经细胞诞生，大脑皮质也已清晰可见，脑垂体亦开始生长；心脏已完全成形，并划分出了左心房和右心室，心脏的跳动速度是妈妈的2倍；脊髓、胃肠、肝脏初具规模，内外生殖器的原型基本上已能辨认，但从外表上还分辨不出性别。

第3个月开始，宝宝的脸颊、下颌及眼睑已发育成形，眼皮开始黏合在一起，要到27周后才能完全睁开；耳朵已经成形，但是还不具备听力；五官更集中、轮廓更清晰，成为更明显的人脸；心脏已经发育完全，大部分的器官、肌肉以及神经都开始工作了；肋骨、皮下血管、肝脏、胃肠更加发达；横膈膜发育出来，分开原本相通的胸腔和腹腔，同时腹腔不断增大，将肠道收纳在内；已经有了完整的甲状腺和胰腺，但还不具备完整的功能；骨骼和关节尚在发育中；自身形成了血液循环；并已有输尿管，胎儿可排出少量的尿；外生殖器已分化完毕，有机会可辨认出胎儿的性别。

小知识大补帖

吃好鱼儿益胎儿

发表在美国期刊上，来自丹麦的研究证实，孕妇多吃鱼能使宝宝提升四肢活动力和认知功能的发展。营养学家也认为，妈妈多吃鱼，能够促进胎儿大脑的发育，因为鱼肉中含有大量的DHA和蛋白质，而DHA是胎儿大脑及视网膜发育的重要营养素。另外，多吃鱼还能够增加妈妈足月生产的概率，因此吃鱼对妈妈和胎儿通常是有益的。

在确保食用安全及卫生的基础下，妈妈可选择富含DHA的鱼类，如鲭鱼、秋刀鱼、石斑鱼、白鲳鱼、三文鱼和小鱼干等。而鱼买回家应尽早烹调，并且以清蒸、烘烤的方式进行烹煮，才能为妈妈和宝宝保留最丰富的DHA。

但并不是所有的鱼都适合妈妈食用，妈妈在选购鱼类时，除了要注意鱼本身的新鲜度外，由于环境污染所造成的毒或重金属，也是妈妈绝对要避免的。

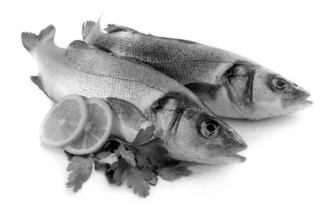

↑ 吃鱼有助于胎儿大脑发育。

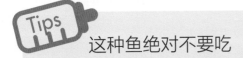

这种鱼绝对不要吃

1. 某些深海鱼体内可能带有寄生虫菌，要在处理时彻底洗净，并在烹调中煮熟，避免食用后感染。
2. 长相畸形的鱼以及死鱼体内很有可能已经发生了病变，妈妈绝对不要食用。

3. 妈妈亦须少吃鱼罐头，要食用新鲜宰杀的鱼，以防止过量摄入有害物质。
4. 妈妈要避免食用汞含量超标的鱼类，其中深海鱼占多数。研究证明，汞进入妈妈体内后，会破坏胎儿的中枢神经系统，影响胎儿的大脑发育与将来的学习能力，还会留下智力发育迟缓等后遗症。旗鱼、鲨鱼、方头鱼、金枪鱼、鳕鱼都是较可能汞含量超标的鱼类。
5. 咸鱼、熏鱼、鱼干等加工腌制品含有亚硝胺类致癌物质，煎炸的鱼类，特别是烧焦的鱼肉中含致癌物芳香性杂环胺，这些不健康的食物皆不适合孕期妈妈食用。
6. 带有浓重煤油味的鱼虾，是酚污染的结果，妈妈要注意不能食用。

紫色蔬菜好帮手

蔬菜的营养趋势由高至低依次为黑色、紫色、绿色、红色、黄色、白色，遵循着颜色由深到浅的规律。

而营养含量仅次于黑色食物的紫色食物中，含有特别的物质——花青素。对于女性来说，花青素良好的抗氧化能力，能帮助调节自由基，使其成为抗衰老的好帮手。除此之外，花青素亦能预防高血压、减缓肝功能障碍，其改善视力、预防眼部疲劳、黄斑病变、白内障等功效也被很多人所认同。因此，长期使用电脑或者看书的妈妈应多摄取。另外，对于想控制体重的妈妈来说，适当食用紫色食物，能抑制食欲。

紫色食物中，蓝莓是花青素含量之冠，紫葡萄则位列其后，其他对人体有多种好处的紫色蔬菜包括紫茄子、紫玉米、紫洋葱、紫山药、紫甘蓝，等等。

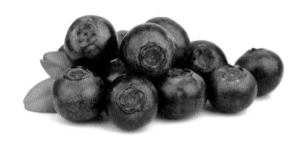

↑ 蓝莓富含花青素。

糖分吃多眼睛差

由于生活水准不断提高，人们的饮食习惯也渐趋精致化，因此摄入的成分也就愈来愈复杂，其中，糖分大量地占据了人们的饮食成分。

而糖分对视力所造成的影响，主要来自于糖分与维生素的关系。糖分在体内新陈代谢时，需要大量的维生素。因此，一个正常人若摄入过多的糖分，可能会造成体内糖分堆积，而人体内的维生素就会因消耗过大而不足。又因维生素大量参与了眼部视细胞的发育，因此糖分过多所造成的维生素不足，会进一步影响眼睛发育。

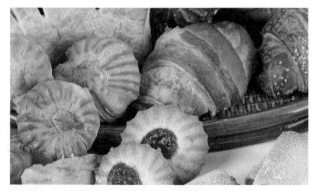

↑ 摄取过多糖分会影响胎儿眼部发育。

怀孕期间，妈妈如果摄入了过多的糖分，会导致胎儿的眼球晶体发育环境异常，使得胎儿的晶体过早发育，导致宝宝将来近视的可能性提高。所以，为了宝宝的眼部健康，妈妈要远离高糖分食物，如饮料、糖果、饼干、冰激凌等。

对咖啡因Say No!

含咖啡因的饮料如可乐、咖啡、茶与能量饮料等，食物如巧克力、咖啡或可乐口味的糖果，妈妈在孕期一定要注意并避免食用。因为咖啡因对胎儿来说非常危险，一旦进入妈妈体内，就会迅速穿过胎盘进入胎儿体内，致使胎儿的中枢神经觉醒及兴奋，影响胎儿的大脑、心脏、肝脏等重要器官的发育，并导致宝宝出现细胞变异、器官发育缓慢，甚至出现畸形或先天性疾病。另外，宝宝出生后亦可能罹患"新生儿咖啡戒断综合征"，呈现暂时性嗜睡、活力不佳的状态。

咖啡因对妈妈也会产生影响，使得妈妈体内的钙质容易从尿液中流失，并且阻碍铁质的吸收，影响妈妈骨质健康以及造血功能。

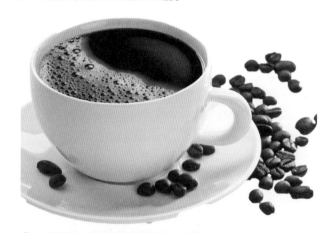

↑ 孕期间应将咖啡因摄入降到最低。

酸性食物别过量

怀孕期间，许多妈妈会失去食欲，食用一些酸性食物可以刺激食欲，进而满足妈妈和宝宝对营养的需求。除此之外，酸性食物更是许多妈妈用以缓解孕期呕吐的好方法，更甚者还利用酸性药物止呕。

但妈妈们必须减少酸性食物的摄入量了，因为研究发现，在怀孕初期，妈妈若食用过多肉类、乳酪、甜点等酸性食物和药物，体液会出现"酸化"情形，促使血中儿茶酚胺增多，引起妈妈情绪烦躁、爱发脾气、容易伤感等负面情绪，进而使妈妈体内分泌更多激素和其他有毒物质，影响胚胎细胞的正常发育生长，并易引发遗传物质突变，导致胎儿颚裂、唇裂等其他器官的发育畸形。

研究人员分别测定了不同时期胎儿组织和母体血液受酸碱度的影响程度，认为在怀孕的最初半个月左右，酸性食物或含酸性的药物，如维生素C、阿司匹林，对胎儿危害性最大；到了怀孕后期，胎儿受影响的程度相对小了一些。

桂圆太补妈妈吐

除了生产前那段时间，妈妈在整个孕期中都不能食用桂圆，因为桂圆是性热大补之物，会使孕期身体一直处于阴血偏虚、滋生内热、易上火的状态，并加重妈妈的不适感，导致恶心、呕吐、便秘、腹痛、水肿、妊娠高血压或妊娠糖尿病，甚至会流产或早产。如果妈妈真的嘴馋，可以适当地食用红枣、燕窝、藕粉等食物。

餐具自备更安全

妈妈应尽可能减少在外用餐次数，如果逼不得已一定要在外用餐，像是工作天的午餐，最好不要使用外面所提供的餐具，避免细菌和污染物进入体内，影响胎儿的健康。餐具材料的话，则建议妈妈选择不

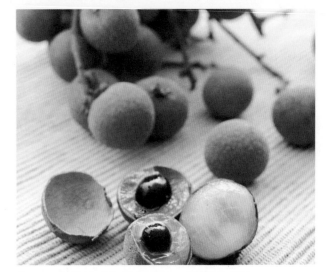

⬆ 孕期食用桂圆易导致恶心、便秘等症状。

锈钢的餐具，不应使用塑胶、竹制餐具，以免塑胶遇热，或是竹筷中的防腐剂或有毒化学成分，危害母婴健康。

换内衣更舒适

怀孕期间，持续变大的乳房会让妈妈感到不适，因为内衣会变得过小，而让妈妈感到窒息与压迫。通常怀孕中期和怀孕晚期须分别更换一次，但状况因人而异，妈妈可随自身的感受做调整。

妈妈一定要购买孕妇专用内衣，才能满足乳房扩张的需要。内衣的材质要透气、舒服，最好是纯棉材质，肩带尽量宽一些，较不会对妈妈造成压迫感，支撑性能要好，不要装胸垫，避免让胸部受到挤压、变形或是下垂，给予胸部一个柔软舒适、具有强大依托力的环境，避免使妈妈患上乳腺疾病。

大笑不止致腹痛

大笑引起的情绪波动，会使人的呼吸和血液出

现剧烈的反应。而在进食或饮水时,大笑容易使食物进入气管,造成剧烈的咳嗽或窒息。另外,在吃得很饱后大笑,容易引发阑尾炎或其他疾病。

以胎儿而言,妈妈的情绪波动对胎儿有着直接影响。大笑时,妈妈的腹腔内压力增大,血压会升高,易发生腹痛及子宫激烈收缩的症状,严重的话会导致流产或早产。因此,妈妈一定要克制自己的情绪,保持心情平静,不要让情绪有太大的起伏。

晒晒太阳身体好

晒太阳对妈妈很重要,因为人体内的维生素D是皮肤内的脱氢胆固醇在紫外线照射下生成的,而妈妈如果缺乏维生素D,不仅会给妈妈带来严重的健康问题,并会影响胎儿的正常发育。

一般来说,妈妈每天要在室外晒半小时左右的太阳,皮肤生成的维生素D才可满足妈妈的生理需要。而晒太阳的时间点最好选择在上午或午后,避开正午阳光以免晒伤皮肤。地点则可选在阳台上,但必须打开玻璃窗,因为紫外线无法穿透普通玻璃。

在获得维生素D的同时,妈妈也要注意皮肤的保养,因为孕期中的妈妈皮肤比较脆弱,因此要比怀孕前做更完善的防晒工作,否则不仅有晒黑、晒伤的可能,还会加深黑色素或是蝴蝶斑。专家推荐妈妈进行"绿色防晒",如出门撑阳伞,戴遮阳帽,或者用橄榄油涂抹在脸上,都是自然防晒的好方法。专家则不建议使用防晒乳,因为其中大多都添加了化学成分,以绿色防晒替代防晒乳,让妈妈通过简单的防晒措施,就能防止晒太阳的伤害。

常温腹部儿健康

科学研究和临床实验证实,胎儿在前3个月对高温极为敏感,高温有可能造成胎儿体重不足、发育畸形或者流产的情形。因此,妈妈应特别小心,不能用

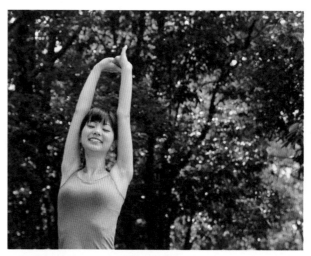

🔼 晒太阳可促进维生素D的生成。

过热的水洗澡,不要在肚子上放热水袋或暖暖包,并在生活中不要过分要求温暖,只要让身体保持在舒适的状态即可。

须注意的是,报告亦指出腹部温度不能过低,否则生出来的胎儿亦会有体重不足的现象,因此,孕妇的腹部最好保持常温。

洗澡讲究四要点

1.洗澡时淋浴不泡澡

进入孕期的妈妈阴道抵抗力减弱,更容易受到外来病菌的侵袭,引起子宫颈炎、子宫感染、输卵管和卵巢等发炎症,因此必须逐渐调整沐浴方式。妈妈宜使用淋浴的洗澡方式,直至生产前不要再泡澡,否则将增加胎儿罹患先天病和畸形的危险,还有可能导致早产。

2.水温适中最安全

妈妈不能用温度过高的热水洗澡,水温一般应保持在比体温略高的37℃~38℃之间,避免破坏羊

水的恒温，损坏胎儿的脑细胞，同时也让浴室的室温不会过高，以防胎儿在子宫内部缺氧，导致发育不良，且这样的水温对身体的刺激较小，对妈妈有放松身心的作用。

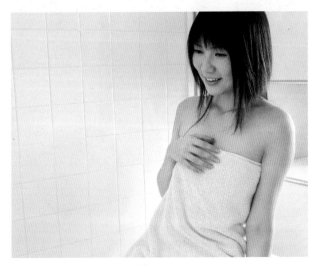

⬆ 孕期洗澡时间不要过长。

3.15分钟刚刚好

妈妈的洗澡时间过长容易造成胎儿缺氧，影响宝宝神经系统的正常发育，同时妈妈也会因为长时间站立在封闭闷热的浴室内，而导致头晕和腿部无力，容易造成滑倒和摔伤。因此，妈妈的洗澡时间不宜太长，以不超过15分钟为宜。

4.早早洗澡有好眠

研究发现，临睡前任何使人体温度升高的活动，都可能影响入睡，因为只有当体温降到特定温度时，人才能安然入睡。因此，专家提醒妈妈应早一点洗澡，最好在睡前一两个小时洗澡，或者在饭后一个半小时进行，特别是喜欢泡澡的人，睡前洗澡不能太晚。

远离辐射保健康

科学家发现，未分化的、比较原始的或快速成长的细胞，对于辐射最为敏感，如怀孕0~4周，胎儿还处于细胞分裂期，也称胚胎形成期，只有4~8个细胞在进行分裂，此时如果受到的辐射较小，可能只会伤害1~2个细胞，细胞会重新修复，继续进行分裂。但如果辐射的量太大，全部细胞就会因此死亡，而造成宝宝的流产、发育迟缓、畸形、小脑症等危险。

许多妈妈长期暴露在辐射危险之中，其中一样最常接触的危险辐射物品就是电脑。不少职场妈妈们坚持到生产前才停止工作，使得这些妈妈在怀孕期间大量接触电脑辐射。1988年美国专家曾针对1583名孕妇的怀孕情形做调查，结果发现，在孕期前3个月的胎儿器官形成期，若孕妇每周使用电脑超过20小时，发生自然流产的概率比未使用电脑的妈妈明显来得高。

另一个常用的危险辐射物品是手机，手机的辐射主要是从天线发射模组所产生的，并在怀孕的前3个月对胎儿影响最大。美国耶鲁大学的动物实验显示，孕妇如果常接触手机辐射线，可能影响孩子脑部发育，且小孩出生后，容易出现过动症，此研究后发表于美国期刊中。其他研究则证实，手机严重的电磁波辐射会致使胎儿正在发育的器官产生畸形。此外，在胎儿中枢神经系统的发育期，若受到辐射影响，则可能导致智力发育迟滞。同时，手机还会引起妈妈内分泌紊乱，影响产妇泌乳。

因此，怀孕期间，尤其是在怀孕初期，为了胎儿的健康发育，妈妈要特别注意，别让自己的身体大量地接受辐射。建议的具体做法是，第一，尽量降低怀孕前3个月的电脑、手机、微波炉、电热毯或其他产生辐射之物品的使用，妈妈可尝试用其他具有同样功能的物品替代，例如以家用电话代替手机，或以实体笔记本代替手机记事本；第二，穿防辐射衣；第三，多吃抗辐射食物。

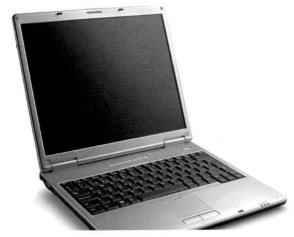

⊙ 电脑辐射可能增加自然流产的机会。

选择鞋跟为2厘米的鞋

一旦确认怀孕，妈妈就要告别高跟鞋了，因为若是妈妈在孕期间穿高跟鞋出门，很容易因身体的变化，导致重心不稳而摔倒。若在怀孕早期穿高跟鞋，则容易导致妈妈流产。

这代表妈妈只能穿平底鞋吗？不是的，因为若鞋底过平，没有后跟，会使妈妈的身体重量都落于脚后跟，对脚后跟造成过重的负担，容易产生足部疲倦感。因此妈妈应穿高度为2厘米左右的鞋，此高度的鞋最适合妈妈的体型，可平衡足部的受力，保持身体平衡，便于妈妈出门。

积极预防妊娠纹

受到孕期内分泌的改变，皮肤的弹力会减弱、脆性增加，导致乳房、腹部及大腿上部皮肤伸展并变薄，使弹力纤维断裂，透出皮下血管的颜色而形成妊娠纹。

怀孕后，随着孕期的推移和激素的影响，大部分的妈妈都会出现妊娠纹。在怀孕初期虽然还不会有妊娠纹的形成，但提前做好预防工作，可帮助减轻后期妊娠纹现象。因此，从怀孕初期开始，妈妈就应该选择一些适合自身体质的乳液、橄榄油或按摩霜产品，在身体较易出现妊娠纹的部位，如腹部、臀部、大腿内侧等部位勤加按摩，以促进血流的顺畅，增加皮肤和肌肉的弹性。在怀孕中、后期，即使有部分妊娠纹已经形成，只要勤于按摩也可以使细纹不再增加，范围不再扩大。

按摩的方法是：每日取适量润肤产品均匀涂抹于上述部位，轻轻按摩几分钟至吸收，可将时间长度控制在10~15分钟。时间最好选在洗完澡后，因为此时是全身血液循环最好的时候。早晚各按摩一次效果更佳。

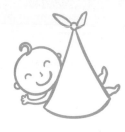

怎么吃才对？

妈妈在孕期一月、二月、三月分别所要补充的营养素为叶酸，维生素B₆和维生素C，镁和维生素A。

在孕期一月，妈妈摄取充足的叶酸可以防止早产、新生儿体重过轻以及兔唇等先天性畸形等情况的发生。

到孕期二月，妈妈则要开始补充维生素B₆和维生素C，维生素B₆有助于维护神经和内分泌系统；维生素C可提升抵抗力、帮助合成胶原蛋白以及预防胎儿先天畸形。

孕期三月，我们建议妈妈多多摄取含镁和维生素A的食物，镁可以帮助胎儿肌肉和骨骼的生长发育；维生素A则可强化免疫系统、防止感染、促进骨骼的生长，并可帮助胎儿的发育。

怀孕初期所需营养

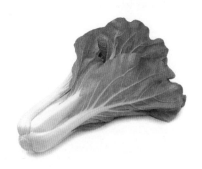 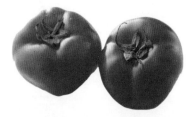 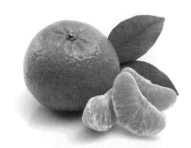

孕期一月：　叶酸
绿叶蔬菜、豆类、柑橘、肝脏

孕期二月：
维生素 B₆、维生素 C
维生素 B₆：　五谷、根茎类、豆类、菠菜
维生素 C：　番石榴、西红柿、柑橘

孕期三月：　镁、维生素 A
镁：　绿叶蔬菜、坚果、豆类
维生素 A：　深绿色蔬菜、橘黄色蔬果

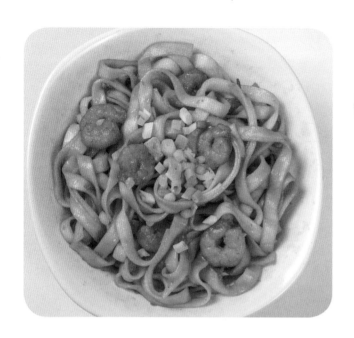

叶酸
葱油虾仁面

材料

粗面 1 份
虾仁 70 克
葱花 20 克
食用油 10 毫升
盐 10 克
酱油 30 毫升
白糖 10 克

做法

1 虾仁去肠泥后洗净；面条加盐氽烫备用。

2 热油锅，放入一半葱花爆香，再加入虾仁翻炒，倒入酱油、白糖炒匀。

3 放入面条拌炒 2 分钟，起锅前撒上剩余葱花即可。

维生素 B$_6$
什锦海鲜面

材料

细面 50 克
鱿鱼半条
香菇 2 朵
虾仁 50 克
瘦肉片 15 克
葱段 20 克
食用油 10 毫升
胡椒粉 5 克
米酒 20 毫升
芝麻油 5 毫升
盐适量

做法

1 面条加盐氽烫备用；香菇切粗丝、蒂头切斜刀；鱿鱼切粗圈。

2 葱段下油锅爆香，放入香菇、瘦肉片、虾仁、鱿鱼拌炒 3 分钟。

3 再放入米酒炝锅，下适量盐与 500 毫升水一起熬煮。

4 将面条放到锅里熬煮，待入味后，撒上胡椒粉、芝麻油即可盛盘。

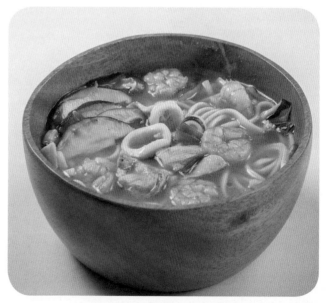

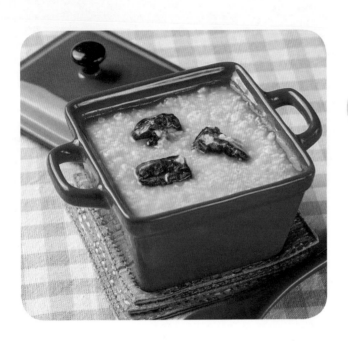

维生素 B₆

小米红枣粥

材料 · · · · · · ·

小米 30 克
红枣 3 个
冰糖 10 克

做法 · · · · · · ·

1 红枣去核、洗净，泡入清水；小米淘净后浸泡 1 小时。

2 取汤锅，放入适量开水烧热，待沸腾后，放入冰糖、红枣、小米再次熬煮至沸腾，盖盖焖煮 20 分钟即可。

维生素 C

红烧牛肉面

扫一扫!

材料 · · · · · · ·

细面 100 克
西红柿 100 克
牛腩 300 克
萝卜 140 克
葱、姜各 20 克
食用油 30 毫升
花椒、八角各 5 克
冰糖 20 克
辣椒酱 30 克
酱油 75 毫升

做法 · · · · · · ·

1 牛腩切成 2 厘米块状；西红柿、萝卜切块；姜拍裂；面条加盐汆烫。

2 起水锅加 10 克盐，放入牛腩烫熟。

3 另起油锅，放入花椒、八角爆香，再放入葱段、姜片炒香，再将滚水中的牛腩捞起沥干放进锅中拌炒。

4 下辣椒酱、酱油与冰糖拌煮，上色后放入西红柿、萝卜与适量水熬煮 1.5 小时，将其淋在面条上即可。

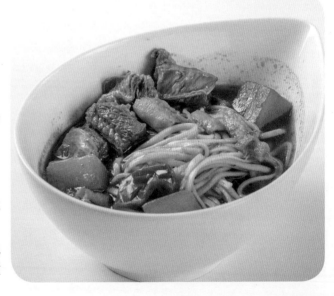

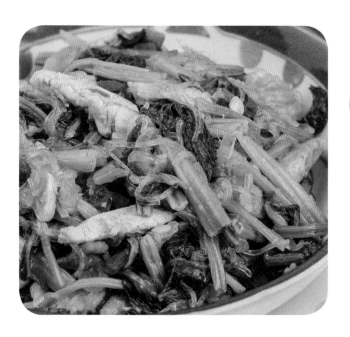

叶酸
鸡丝烩菠菜

材料 ·········

鸡胸肉 100 克
菠菜 150 克
水发粉丝 50 克
虾米 15 克
蒜片 10 克
枸杞 3 克
盐 5 克
食用油 5 毫升
芝麻酱 5 克

做法 ·········

1. 鸡肉切成细条；菠菜切成段备用。
2. 虾米用热开水泡透。
3. 锅内加油烧热，放入蒜片、虾米与鸡丝炒香，倒入适量水后，再放入枸杞煮滚。
4. 最后放入菠菜、粉丝、盐、芝麻酱煮透即可。

维生素 B_6
黄芪红枣鲈鱼

材料 ·········

鲈鱼 1 条
黄芪 25 克
红枣 4 颗
姜片 3 片
料酒 10 毫升
盐 10 克

做法 ·········

1. 将鲈鱼仔细去鳞及内脏，接着洗净、抹干。
2. 黄芪洗净；红枣洗净后，去核、泡水 30 分钟，备用。
3. 将鲈鱼、黄芪、红枣、姜片与料酒一同放入炖盅内，倒入适量水，开中小火，隔水慢炖 1 小时。
4. 开盖加盐调味即可。

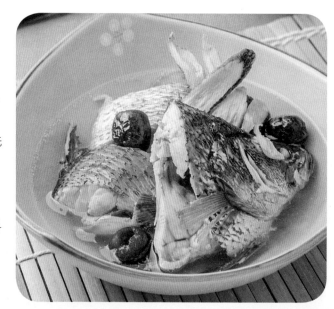

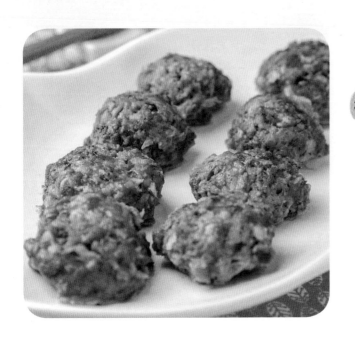

西蓝花肉饼

材料 · · · · · · · · ·

西蓝花 100 克
猪瘦肉馅 200 克
盐 5 克
面包粉适量
鸡蛋 2 个
酱油 10 毫升
芝麻油 5 毫升
胡椒粉 10 克

做法 · · · · · · · · ·

1 西蓝花掰成小朵后洗净，放入加有盐的沸水中，焯烫一会，捞出冲凉后剁碎。

2 将碎西蓝花与猪瘦肉馅搅拌均匀，再加入鸡蛋、酱油、芝麻油、胡椒粉拌匀。

3 肉馅揉成圆饼状，双面沾面包粉。

4 置入 160℃烤箱，烤 20 分钟即可。

山药炒花蛤

材料 · · · · · · · · ·

做法 · · · · · · · · ·

花蛤 500 克
山药 200 克
香菜段 50 克
姜丝 15 克
葱丝 10 克
盐 5 克
米酒 10 毫升
花椒油 2 毫升
食用油 30 毫升

1 花蛤放水中浸泡，使其吐沙，洗净，放入蒸锅中蒸熟，去壳取肉。

2 山药去皮、洗净，切成片，再放入沸水中略烫，捞出沥干。

3 锅中加油烧热，先下葱丝、姜丝炒香，再加入蛤肉。

4 加米酒炝锅，倒入山药片、盐炒匀，撒上香菜段，淋上花淑油，即可出锅装盘。

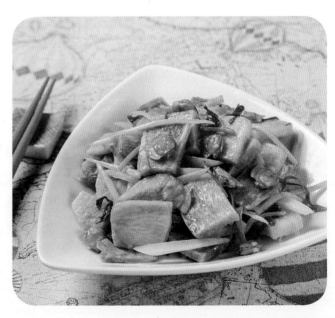

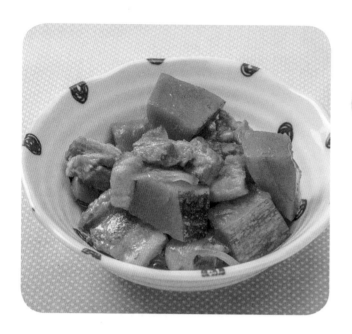

维生素 A
南瓜烧肉

材料 · · · · · · · ·

猪梅花肉 300 克
南瓜 250 克
洋葱 100 克
蒜末 5 克
米酒 10 毫升
酱油 25 毫升
味淋 60 毫升
白糖 5 克
食用油适量

做法 · · · · · · · ·

1 南瓜外皮刷洗干净，去籽、切块；洋葱切块；梅花肉片中加入米酒、酱油各 5 毫升，腌渍 10 分钟。

2 热油锅，爆香蒜末，再放入洋葱炒香，炒至洋葱呈半透明状，盛出备用。

3 内锅中依序放入南瓜块、炒料、肉片以及剩余的所有调味料，并加水淹过食材，将内锅放入电锅中，外锅加 200 毫升水，按下开关，蒸至开关跳起，焖 10 分钟即可。

叶酸
芝麻菠菜

材料 · · · · · · · ·

菠菜 200 克
黑芝麻 10 克
白芝麻 10 克
芝麻油 5 毫升
盐 5 克

做法 · · · · · · · ·

1 将菠菜洗净、切段；黑、白芝麻洗净后沥干，盛在小碟里。

2 菠菜焯烫，以减少草酸的含量，捞出备用。

3 另起一锅，将芝麻放入以小火炒香，注意来回拌炒，才不会使芝麻烧焦。

4 待菠菜放凉后，加盐及芝麻油搅拌均匀，撒上芝麻即可。

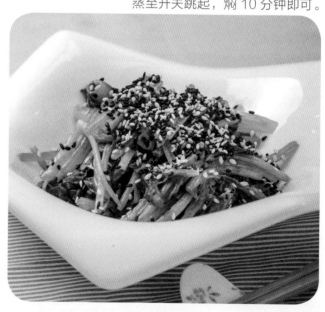

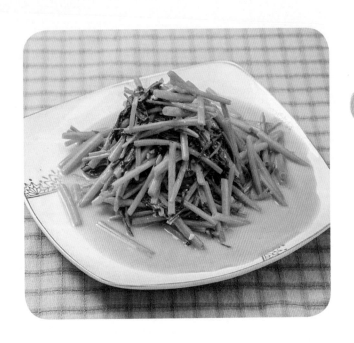

豆腐乳炒空心菜

材料 ········· **做法**

空心菜 140 克
白豆腐乳 30 克
蒜蓉 20 克
食用油 5 毫升

1 将空心菜洗净后，去老梗、切成小段。

2 白豆腐乳放入碗中，压成泥，加入适量热水，搅拌均匀兑成汁，备用。

3 将油倒入锅中烧热，先放入蒜蓉炒香，再加入豆腐乳汁和空心菜，转大火快炒。

4 接着放入少量水，炒至空心菜全熟即可。

维生素 B_6

香葱豆腐

材料 ········· **做法**

红椒块 40 克
蛋豆腐 100 克
葱段 10 克
香菜 10 克
蚝油 15 克
酱油 15 毫升
白糖 2 克
水淀粉 5 毫升
食用油适量

1 蛋豆腐切正方形小块，再放入热油锅中，炸至表面酥黄，捞出备用。

2 起油锅，爆香葱段，转小火，加入蚝油、白糖、酱油和豆腐拌炒一下，加入少量清水煨煮一会儿，再下红椒。

3 稍微翻炒，再以水淀粉勾芡，撒上香菜后即可盛盘。

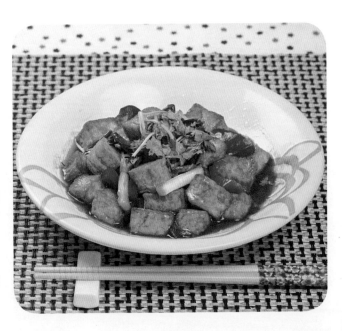

镁

芥蓝腰果炒香菇

材料 ·················

芥蓝 180 克　　红椒 15 克
熟腰果 40 克　　黄椒 15 克
香菇 7 朵　　　盐 5 克
食用油适量　　白糖 5 克

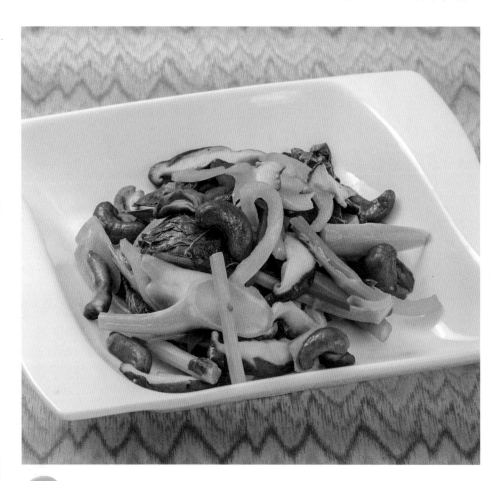

小常识

此道菜除了富含镁的芥蓝菜及坚果外，其中的香菇也是非常健康的食材喔！香菇具有低脂肪、高纤维、含有多种维生素和氨基酸的特性，是降血压的好帮手。

做法

1　芥蓝去除底部较硬的地方，茎切斜刀，叶切成 3 厘米长度；红椒、黄椒洗净后，去蒂头、去籽、切丝；香菇切下蒂头后，切片，而蒂头部分切斜刀。

2　起油锅，放入香菇炒香，待香味传出后，放入芥蓝一起拌炒。加少许水，炒至芥蓝熟透，再下盐与白糖，需来回拌炒，使调味均匀。

3　最后放入红、黄椒及腰果，略为拌炒即可起锅。

扫一扫！

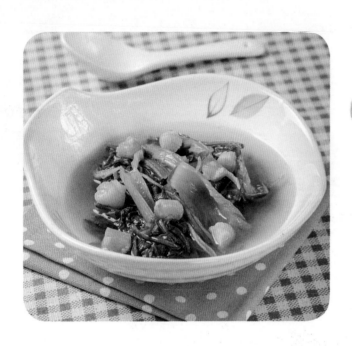

芥菜干贝汤

材料 ‧‧‧‧‧‧‧‧ 做法

芥菜 250 克
干贝 10 克
葱花 5 克
姜丝 10 克
蒜泥 10 克
米酒 5 毫升
鸡汤 200 毫升
食用油 5 毫升
盐 5 克

1 将芥菜洗净，去蒂头，切段。

2 干贝稍微冲洗后，放入 30 毫升的水里，加入米酒后浸泡 30 分钟，备用。

3 起油锅，爆香姜丝、蒜泥，接着放入芥菜、干贝翻炒。

4 加入鸡汤、盐、泡干贝水，煮滚即可关火。

5 起锅前，撒上葱花即可。

香菇乌骨鸡汤

材料 ‧‧‧‧‧‧‧‧ 做法

乌骨鸡腿 150 克
干香菇 5 朵
姜片 10 克
盐 5 克

1 将乌骨鸡腿洗净后，放入沸水锅中汆烫；干香菇洗净、泡水后，切适当大小。

2 将乌骨鸡腿放入适量的水中，加入香菇、泡香菇的水、姜片，盖上锅盖，先以大火煮 5 分钟后，再转中小火煮 25 分钟，最后加入盐调味即可。

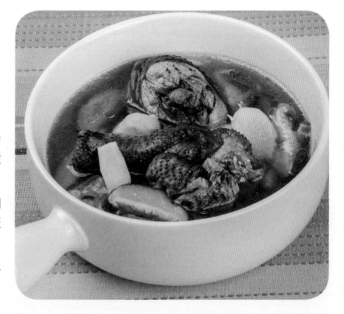

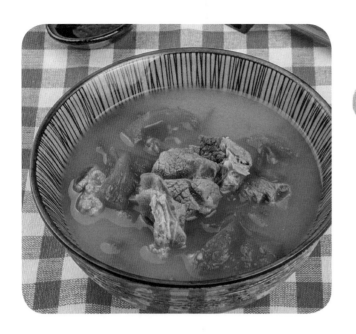

维生素 C
西红柿牛肉汤

材料 ········· **做法** ·········

西红柿 100 克
牛腱肉 150 克
姜片 15 克
米酒 5 毫升
盐 5 克

1 将牛腱肉切块，和姜片一同放入滚水氽烫去血水。

2 西红柿清洗干净，切成适当大小。

3 将处理好的牛腱肉和西红柿放入锅中，加入适量水和米酒，并捞除表面浮沫。

4 开中火，煮滚后再以小火炖煮 1 ~ 2 小时，等牛腱肉软嫩后，加入适量的盐，稍煮一下，即可关火起锅。

镁
菠菜猪肝汤

材料 ········· **做法** ·········

菠菜 150 克
猪肝 50 克
胡萝卜 10 克
枸杞 5 克
生姜 2 片
盐 5 克
米酒 5 毫升

1 猪肝切片；姜片切丝；胡萝卜和菠菜切成适当大小。

2 将猪肝放入滚水中略微氽烫一下，外层变色后马上捞起备用。

3 另取一锅，加入清水煮滚，放入菠菜、胡萝卜丝和姜丝，等水再次沸腾。

4 最后放入已氽烫的猪肝，加入米酒与枸杞，接着放盐调味即可。

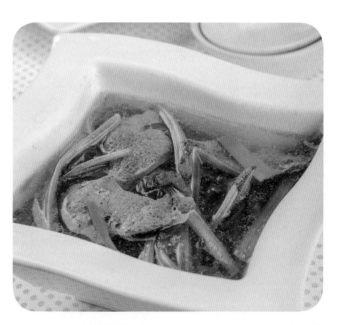

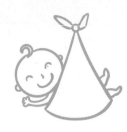

怎么动才对？

在怀孕初期，有哪些运动适合妈妈在此时期进行呢？

可以孕动吗？

许多孕妇对于在怀孕期间运动存有疑虑，认为太激烈的运动可能会影响到胎儿，因此小心翼翼地运动，或者甚至放弃运动，以免动到"胎气"。但其实在怀孕时适宜运动，会为妈妈和宝宝带来非常多好处。第一，运动时所释放的安多芬能令人感到心情愉悦；第二，运动可以促进血液循环与新陈代谢，有益于减轻疲劳，并缓解水肿；第三，运动能帮助妈妈的消化与吸收，增进营养吸收，也从而让宝宝得到更充足的养分；第四，运动亦能改善妈妈的睡眠品质，进而增强抵抗力；第五，运动会增加妈妈的血量，从而增强心脏功能；第六，运动会提高妈妈血液中的含氧浓度，使胎儿间接获得充分的氧气与养分，帮助胎儿的发育；第七，规律运动也能锻炼妈妈的肌肉，有助于生产时使力；第八，运动能缩短生产产程，使痛苦的生产过程较快结束，亦会提高自然生产的机会，减低胎儿窘迫概率；第九，较常运动的妈妈所生下的宝宝，运动神经元会比一般新生儿发展得更快。

但有部分妈妈是不适合运动的：如有心肺疾病、子宫颈闭锁不全、孕期间持续出血、前置胎盘、破水、妊娠高血压、早产及流产等危险情况的妈妈们，应禁止运动。而有体重过轻、病态性肥胖、严重贫血、气喘、心律不整、高血压的妈妈，则须经过医生评估及建议，再进行适合的运动。

接下来我们就来介绍一些在怀孕初期时适合妈妈做的运动：

伸展运动

伸展运动可以使妈妈的身体保持灵活放松，并预防肌肉拉伤。若将伸展运动和增强心血管功能的运动结合起来，更可以使自己的身体得到全面的锻炼，如此一来不仅有助于锻炼心肺功能，还能增强体力及免疫力。

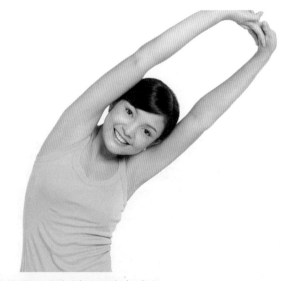

⬆ 伸展运动有益于提高免疫力。

有氧运动

　　有氧运动是指人体在氧气供应充分的情况下进行的锻炼,即在运动过程中,人体吸入的氧气与需求相等,达到生理上的平衡状态。有氧运动的特点是强度低、有节奏、不中断和持续时间长,是妈妈锻炼身体的好选择。

　　有氧运动除了主要由氧气参与供能外,它还需要全身主要肌群的参与,能锻炼心肺功能,增进心血管系统功能,还能使身体的供氧更充足,丰富妈妈和胎儿的营养供给,是一举两得的好运动。

　　适合怀孕初期的有氧运动有散步、慢跑、游泳、瑜伽、打太极拳、做韵律操等。

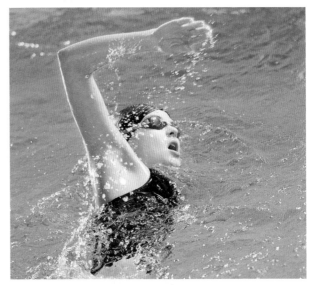

🔼 游泳是医生认为怀孕期间最安全、温和的运动。

游泳

　　医疗保健人员和健身专家一致认为,游泳是怀孕期间最好、最安全的运动方式,因为游泳对孕期中的妈妈有多种好处。第一,怀孕期间所增加的体重会让妈妈在运动时容易对关节造成伤害,但在游泳时水中的浮力可以减轻关节的负担,减少妈妈运动伤害的可能性;第二,游泳可以强化心肺功能;第三,游泳还可协助妈妈顺产,游泳时锻炼肌肉群有助于妈妈在生产时使力。

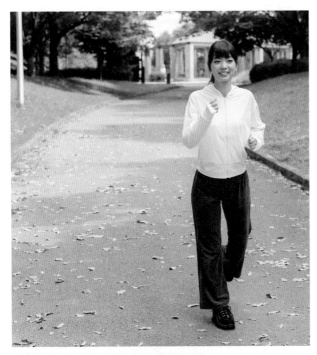

🔼 散步为适合孕期妈妈的有氧运动。

瑜伽

瑜伽对妈妈来说是很棒的运动，不但温和、不容易造成运动伤害，还可以保持妈妈的肌肉张力，使身体更加灵活，而且进行瑜伽时，关节需要承受的压力也很小，相较于其他运动更加安全。而若要加强对心脏的锻炼，妈妈可以在练习瑜伽的同时，配合安排散步或游泳，这样心肺能力才会有所提升。

颈部运动

❶ 挺直腰背，双腿自然盘起，双手放到膝盖上，掌心向上，食指和拇指相触。

❷ 呼气，头向后，下巴尽量上抬。吸气，头回正中。

❸ 呼气3~5次，低头、放松后颈部。吸气，头回正中。上下重复此式。

❹ 呼气，颈部自然向左转动，吸气，头回正中。

❺ 呼气，颈部自然向右转动，吸气，头回正中。左右重复此式3~5次后，恢复到起始姿势，稍作休息。

功效

此练习可消除颈部和肩膀上部的紧张感，减轻颈部疾病，缓解由于怀孕所产生的身体变化而引起的肩颈酸痛现象。

安全提示

孕妇进行此练习时，应注意安全，双肩不必向上抬起，以保持呼吸顺畅。

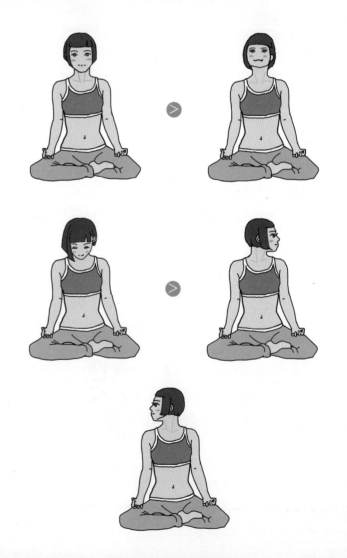

莲花侧坐伸展式

❶ 挺直腰背，双腿自然散盘，双手放到膝盖上，掌心向上，食指和拇指相触。

❷ 将右手指腹撑在右臀部旁的垫子上。吸气，左手伸直高举过头顶。

❸ 呼气，身体稍向右侧弯曲，保持3～5次呼吸。吸气抬起上半身。呼气，放下手臂，稍作休息，再做另一边。

❹ 将左手指腹撑在左臀部旁的垫子上。吸气，右手伸直高举过头顶。

❺ 呼气，身体稍向左侧弯曲，保持3～5次呼吸。吸气抬起上半身。呼气，放下手臂，稍作休息。

功效

此练习可舒展侧腰，减轻腰部疲劳。体重增加是怀孕期间重要且明显的生理变化，除了来自于胎儿、胎盘和羊水的重量外，母体本身也出现了一些变化，例如妈妈的脂肪增加、黄体素上升、准备哺乳使得泌乳素增加等，此练习可以缓解由于体重的增加而给身体带来的不适感。

安全提示

孕妇练习此式时，不要让肌肉因过于用力而导致疲累，应循序渐进地伸展这些肌肉。

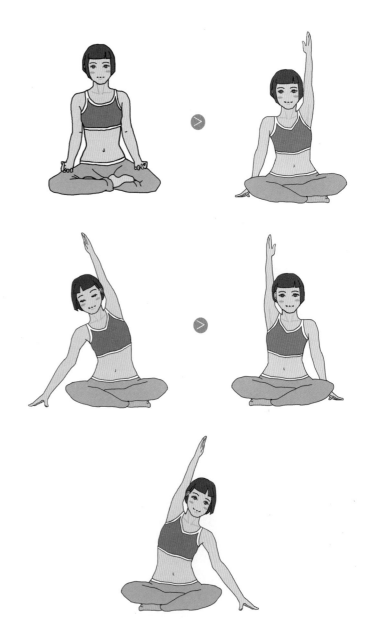

肩颈运动

① 挺直腰背，双腿自然散盘，双手放到膝盖上，掌心向上，食指和拇指相触。

② 吸气，抬起右手，与身体成45°；呼气，头向左偏，左耳靠近左肩；再吸气，头回正中。重复此式3~5次后，呼气，放下手臂，头回正中，稍作休息。

③ 吸气，抬起左手，与身体成45°；呼气，头向右偏，右耳靠近右肩；吸气，头回正中。重复此式3~5次后，呼气，放下手臂，头回正中，稍作休息。

功效

此练习可消除颈部和肩膀上部的紧张感，减轻颈部疾病。

安全提示

孕妇进行此练习时，应注意安全，双肩不必向上抬起，以保持呼吸顺畅。

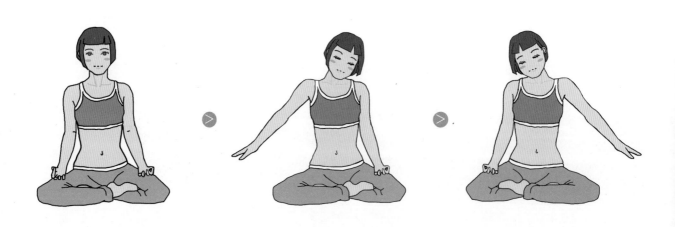

脚踝活动

❶ 双腿伸直坐于垫子上，双手支撑于臀部后侧，上半身向后倾斜。吸气，双脚脚尖勾起，同时膝盖用力向下压。

❷ 呼气，右脚脚尖用力向下压，吸气，右脚脚尖向内勾回；呼气，左脚脚尖用力向下压，吸气，左脚脚尖向内勾回。重复此练习3~ 5次后，稍作休息。

功效

在怀孕期间，孕妇会出现双脚肿胀的现象。此练习可以伸展腿部肌肉，放松脚踝、膝盖和髋部，对缓解脚踝肿胀效果较好。

安全提示

进行此运动时，要注意用力的强度，若是脚尖过于用力向下压，可能会引起抽筋的不适感，因此妈妈要以适当的力量进行此运动。

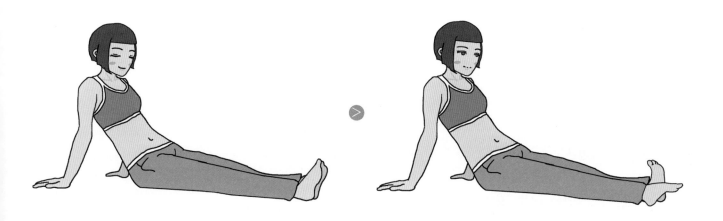

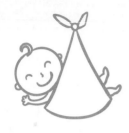

怎么教才对?

宝宝虽然还很小，但已经会受到外在环境的影响了，哪种胎教适合此时的宝宝呢?

胎教是什么?

广义而言，胎教是指妈妈在饮食、情绪、环境上的调理，使胎儿能在健全的环境下发育成长，避免任何负面的刺激。而狭义的胎教则指通过直接的方式促进胎儿大脑和感官的发育，如音乐胎教、语言胎教、抚摸胎教、美术胎教、冥想胎教、运动胎教、光照胎教等。

胎教的成效一直难以被定论，在医学界间的研究论证中，正反两面的研究结果都有，而研究与争论还持续进行着。建议只要不是过于刺激性的胎教方式，妈妈们还是可以尝试看看。

接下来，我们要来带妈妈们了解狭义胎教的注意事项及方法。

胎教什么时候开始?

胎教任何时候开始都为时不晚，只要在生产前开始进行都可以。

开始胎教后，可以以宝宝的发育为考量选择适合的胎教方案，例如在宝宝的感官发育完全后，就可以进行音乐胎教或是语言胎教，提升胎教效果。

一天中进行胎教的时间点

许多妈妈已经计划好了胎教方案，要进行时却突然想到："啊!会不会吵到宝宝?"研究结果显示胎儿平均约有五分之一的时间处于熟睡状态，而高达60% ~ 70%的时间处于浅眠状态，最后剩下的才是宝宝醒着的时间，我们从上述结果可以得知，宝宝清醒的时间只有10% ~ 20%，因此妈妈可以选择依照胎动的时间来进行胎教，以免打扰宝宝的睡眠与休息，打乱宝宝的生理时钟。

此外，亦不建议胎教持续太长的时间，范围可控制在5~20分钟之间，过长的话反而可能造成负面刺激。

胎教方法

1.冥想胎教

妈妈的情绪会直接地影响到胎儿的成长，如美国胸腔协会所发表的研究显示，处于压力状态的孕妇，会直接地影响宝宝的过敏体质。其他医学报告也显示，孕妇的情绪不佳可能造成宝宝早产或出生后易受惊并爱哭闹。通过冥想胎教可以帮助妈妈放松心情，解除压力，并且缓解孕期中的不适，是一种简易又对妈妈调适有极大效果的胎教方式。

进行冥想胎教，最好选择一个安静的环境，还有心情比较平静的时刻，在安静的空间里仰卧或者盘腿而坐，彻底放松全身，摒除杂念，调整呼吸后开始进行腹式呼吸，并让自己沉浸在美好的想像画面中，例如碧蓝的海湾、辽阔的草原等。当注意力较难集中时，可以试试播放来自大自然的声音，或是使用带有大自然香味的乳液或精油，以帮助想像。仔细体会和感受自己在冥想中所感知的快乐，并将此份快乐传染给肚中的宝宝。

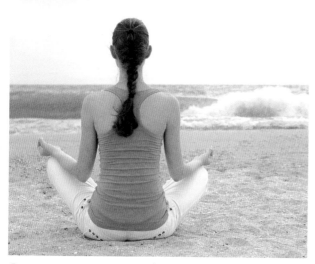

⬆ 冥想胎教能帮助妈妈放松身心。

2.意念胎教

根据科学家的研究表明，妈妈的兴趣可以通过一定的方式遗传给宝宝。妈妈如果在孕期一直维持自己的兴趣，经常进行与兴趣相关的行为，就有可能促使宝宝在出生后也会对相关的事情较感兴趣。

因此妈妈不要因为怀孕就放弃自己的爱好，虽然怀孕期间的不适可能会导致妈妈想多休息。但做自己喜欢做的事，不但可以让小孩也有同样的兴趣，对缓解不适也有一定的效果，所以若兴趣是安全且温和

的，建议妈妈还是可以继续维持。

3.抚摸胎教

怀孕3个月时，胎儿已具人形，对外界的压、触动作皆可感应到，不但可感受到爸妈的存在，并可确实回应。因此，妈妈可适时地用手抚摸肚皮，使胎儿产生反射，促使胎儿进行伸展运动，不但对胎儿成长有益，刺激胎儿大脑开发，也可使子宫血流更为顺畅。妈妈的抚摸给予胎儿的刺激，也会促进胎儿神经系统的发育，使宝宝在出生后的感觉统合和肢体大动作方面的发展较为顺利。

另外，如抚摸与轻声说话的亲密互动行为，可将母爱在怀孕期间成功传递给肚中胎儿，不但使胎儿无形中感到被呵护，也会使宝宝出生后，对这些熟悉的声音感到更有安全感。

但要特别注意的是，如果妈妈曾发生过早期宫缩、出血、早产与流产的话，应避免进行抚摸胎教。

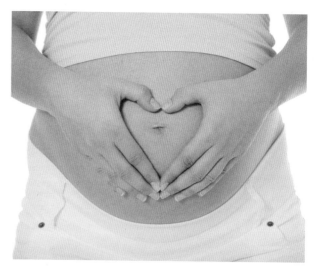

⬆ 适度抚摸胎教会刺激胎儿神经系统发育。

妈妈大疑问

Question 01 妈妈可以吃巧克力吗?

芬兰赫尔辛基大学的一项研究指出,常吃巧克力的孕妇所产下的宝宝较爱微笑,对压力的处理能力也较他人来得好,因为巧克力中含有可以引发正面情绪的物质,经由子宫传递给胎儿,使宝宝不但比较喜欢笑,情绪方面也较为正面乐观,不但面对压力更能处理,在适应新环境时也较他人表现得更好。

但我们在前面有提到,孕妇不宜多吃巧克力,因为巧克力中含有微量的咖啡因,而咖啡因对胎儿来说是非常不好的物质,且巧克力为高糖分食品,吃多了会影响健康。

那妈妈到底可不可以吃巧克力呢?我们建议妈妈可以适量摄取,但绝对不要过量,以避免对妈妈和胎儿产生不好的影响。

Question 02 妈妈可以喝茶吗?

传统认为,喝茶会影响胎儿发育,可能导致胎儿畸形,影响孩子的智力,但有些妈妈在怀孕前就已经有喝茶习惯了,怀孕后很想喝却不敢喝,怕自己伤害了孩子的发育,但真的一点都不能喝吗?

妇产科专家告诉我们,妈妈适当喝茶是有益的,茶叶中所含的多种成分,如茶多酚、芳香油、矿物质、蛋白质、维生素等,对人体有多种好处。若妈妈每天喝3~5克茶,特别是淡绿茶,更能够加强心肾功能,促进血液循环,并帮助消化,还能预防水肿。另外,绿茶的含锌量较丰富,可促进胎儿生长发育。

但与巧克力有一样的问题,茶类也含有危险的咖啡因,尤其是红茶,因为红茶中含有2%~5%的咖啡因,因此妈妈应尽量不要喝红茶。另外,较浓的茶中也会含有单宁酸,会影响胎儿对铁、钙等元素的吸收,并造成妈妈孕期贫血和胎儿先天性缺铁性贫血。

因此,妇产科医生建议孕妇可以适量饮用茶类,但禁止过量饮用,也不要喝太浓的茶,避免伤害胎儿。

Question 03　蛋怎么吃最营养？

　　蛋是孕期当中不可缺少的营养补品，含有丰富的蛋白质、脂肪、维生素以及钙、磷、铁等营养物质，对神经系统和身体发育有利，能益智健脑，改善记忆力，促进肝细胞再生。

　　但是妈妈不能因此而大量吃鸡蛋，因为过量容易危害妈妈的健康。第一，鸡蛋，尤其是蛋黄，含有大量的胆固醇，吃太多鸡蛋会使妈妈胆固醇过高，引发动脉粥样硬化和心脑血管疾病，从而威胁到胎儿的健康；第二，吃太多鸡蛋会造成大量的脂肪和热量堆积，使妈妈体重超标；第三，容易加重肾脏的负担，引发肾脏疾病；第四，容易造成营养失衡，因为鸡蛋中几乎不含维生素C和碳水化合物，若用鸡蛋代替其他食物大量食用，会造成妈妈营养失衡，影响对胎儿的营养供应。

　　那么，妈妈每天吃多少个鸡蛋最适合呢？专家指出，对于妈妈来说，每天吃2个鸡蛋最佳，并建议贫血或缺铁的妈妈，可将鸡蛋与富含维生素C和铁的蔬菜、肉类搭配一起吃，提高妈妈对鸡蛋中铁质的吸收。此外，鸡蛋中的钙较为不足，妈妈因此可将乳制品与鸡蛋共同食用以达到营养互补的目的。

　　而鸡蛋煮法各式各样，怎样烹煮鸡蛋才能获取最多营养呢？就营养的吸收来说，煮蛋为100%，嫩炸为98%，炒蛋为97%，老炸为81.1%，生吃为30%~50%，由此看来，煮鸡蛋是最有营养的煮法。

　　除了烹调方法外，吃鸡蛋还要讲究食用方法，建议妈妈可以食用整个鸡蛋，因蛋白中的蛋白质含量较多，而蛋黄则含有更多其他营养成分。

　　有的妈妈喜欢吃生鸡蛋，认为营养价值高，其实，这是不正确的，食用生鸡蛋会导致妈妈食欲不振、全身无力、肌肉疼痛等。且生鸡蛋中所含的抗胰蛋白酶，还会破坏人体的消化功能。更遑论生鸡蛋容易造成细菌感染的卫生问题。因此，为了胎儿健康，妈妈必须避免食用生鸡蛋。

妈妈可以吃什么零食?

不少妈妈都喜欢随身携带一些小零食,以防偶尔感到饥饿或嘴馋,但妈妈会发现,不能再像以前一样随便吃零食了,油炸食品、膨发性食品、烧烤食品、腌制食品、高糖分食物等都变成了妈妈的饮食大忌,那么到底有什么零食是妈妈可以吃的呢?

妈妈可以吃一些体积较小的水果或果干,以及各种坚果类食物,如葡萄干、橘子、橙子、李子、樱桃、香蕉、话梅、核桃、板栗、腰果等,也可带些面包、饼干等食物,但要注意摄入量,以免使体重增长过快,导致孕期疾病的发生和妊娠纹。以下为妈妈列出一些孕期适合食用的小点心:

1.牛奶、豆浆、芝士

怀孕时期的妈妈宜多补充钙质的吸收,牛奶、豆浆和芝士是妈妈很好的点心选择。但建议妈妈尽量选购低脂低糖的牛奶、低糖的豆浆以及低脂低盐的芝士,以免在解馋的同时也影响了自己的健康。

2.蛋

各种烹调方式的蛋的热量都不算过高,可帮助补充胎儿发育所需的蛋白质,又方便妈妈携带,是很适合孕妇的小点心。

3.海苔

海苔中的碘可以预防胎儿甲状腺功能出现缺陷,而且海苔浓缩了紫菜中各种B族维生素,尤其是维生素B_2、B_3,含量十分丰富,有助于维持人体内的酸碱平衡,加上海苔热量低,纤维含量很高,对妈妈来说是不错的零食。

4.葡萄干

葡萄干能补气血、利水消肿,其含铁量非常高,可以预防孕期贫血和水肿。但患有妊娠糖尿病的妈妈不能吃葡萄干,以免影响血糖、血脂和血压。

5.核桃

核桃含有丰富的维生素E、亚麻酸以及磷脂等,对促进胎儿的大脑发育很重要。不过妈妈要注意,核桃中的脂肪含量非常高,吃太多会因热量摄入过多造成身体发胖,因此妈妈要适量控制。

Question 05 怎么补钙才正确？

　　钙是人体中最多的矿物质成分，也跟妈妈与宝宝的健康息息相关，妈妈若缺少钙，会发生常见的小腿抽筋、腰酸腿痛、骨关节痛、牙齿松动、睡眠品质不佳与腹痛等症状，研究显示妊娠高血压、妊娠毒血症和钙质缺乏之间也有相关性。另外，对胎儿来说，缺乏钙质会导致宝宝出现骨骼发育不良、发育迟缓和体弱多病等现象。

　　世界卫生组织在2013年出版了《孕妇的钙补充》指南，其中特别针对怀孕20周起的孕妇建议每天摄取1.5～2克的钙，以降低不良的生产结果与怀孕期间的高血压疾病风险，并预防妊娠诱发性高血压。

　　在上述提到的症状当中，最常反映妈妈缺钙现象的症状就是抽筋，抽筋有可能是源于肌肉疲劳、遭受风寒或缺钙、镁元素。但怀孕中的妈妈大多是因为缺钙而抽筋，因为胎儿从孕期11周开始发育骨骼，此时的钙需求量会开始增高，若妈妈体内的钙不够胎儿所需，胎儿就会从妈妈的骨骼及牙齿中夺取钙，以满足生长的需要，从而使妈妈的血钙降低而引起抽筋。如果抽筋是因缺镁而引起的，则妈妈可尝试多吃绿叶蔬菜、小米、玉米、荞麦、燕麦、紫菜、土豆、豆类食物、蘑菇、核桃仁、虾米、花生、海鲜、香蕉等食物。若抽筋是因肌肉疲劳或遭受风寒所引起的，则可尝试对抽筋部位进行按摩或起身活动，亦可在睡前泡脚，这几种方法皆能缓解抽筋。

　　为避免以上缺钙所可能造成的疾病，妈妈要积极地补充钙质，含钙量高的食物包括豆制品、乳制品、芝麻、银耳、黑木耳，并可同时搭配富含维生素D的食物，以促进钙质的吸收，如鱼肝油、蛋黄、奶油、动物肝脏等。但切记不可过量补钙，否则可能导致食欲减退、皮肤瘙痒、毛发掉落、呕吐、肌肉无力、心律失常等问题，妈妈绝对要注意。

　　营养专家则认为，妈妈补钙的最好方法是喝牛奶，因为牛奶中的蛋白质含人体所需的氨基酸，为高生物价的完全蛋白质，容易被妈妈完整地吸收，不但补充妈妈所流失的钙，也增强胎儿骨骼、牙齿和智力的成长；牛奶中的乳糖，则能够促进妈妈对钙和铁的吸收，加速肠胃蠕动，可防止便秘；牛奶中的高消化性的蛋白酶，能够帮助妈妈全面吸收钙、铁、磷等矿物质；牛奶中的锌能加快妈妈伤口的愈合；而牛奶中的磷，对促进幼儿大脑发育有着重要的作用；牛奶中的维生素B_2，则有助于提高胎儿的视力发育。

　　但过量的牛奶反而会影响钙的吸收，有研究针对一天摄取2000毫升牛奶的人做观察，得出研究结果为人体一天饮用1000毫升的牛奶为最适量，若过量摄取，反而会造成钙质的流失，因此摄取牛奶应以适量为宜，以免造成反效果。

　　除适量摄取外，妈妈也要注意自己的体质是否适合喝牛奶，有乳糖不耐症的妈妈就不便饮用牛奶，可改喝豆浆；对牛奶过敏的妈妈也可改喝豆浆或优酪乳。但传统豆浆的含钙量只有牛奶的十分之一，因此建议妈妈可以选用高钙豆浆来替代。肠胃功能较弱或是肾病患者也不宜过量喝牛奶。

- -

Question 06　妈妈可以进厨房吗？

　　在现代人生活繁忙的节奏下，妈妈工作回来可能还要忙着煮饭给家人吃。但是，当肚中已经有小宝宝了，妈妈还适合待在厨房煮菜吗？

　　答案是否定的。因为第一，有些怀孕初期的妈妈，会对某些明显的气味感到恶心反胃，而引起呕吐，厨房的油烟味就是可能导致呕吐的来源。第二，传统社会有许多关于怀孕的禁忌，其中包括拿菜刀、剪刀。习俗认为孕妇拿刀会触犯到胎神，导致流产。虽然传统禁忌的真实性有待商榷，但就安全的角度而言，医生还是建议妈妈不要进厨房拿刀，以免尖锐的物品或高温伤害妈妈或胎儿。

　　第三，也是最重要的一点，就是厨房中有害的化学气体。相关研究显示，粉尘、有毒气体密度最大的地方，不是在工厂或是街道，而是厨房，因为瓦斯的成分很复杂，燃烧后会产生多种对人体极为有害的气体，所释放出的二氧化碳、二氧化硫、二氧化氮、一氧化碳等有害气体，要比室外空气中的浓度高出许多倍，加上煎炒食物时产生的油烟，使得厨房的空气污染更加严重。

　　其中，所释放最危险的物质，是强烈的致癌物——苯并芘，世界卫生组织在2009年将苯并芘列为一级致癌物质。在煮菜的过程中，若把油炒得过热或冒烟，或是继续在残留有锅垢的锅中炒菜，都会增加苯并芘的产生。

　　妈妈若把上述这些大量的有害气体与物质吸入体内，有害物质将会通过胎盘进入胎儿的组织和器官内，使胎儿的正常生长发育受到干扰。因此，妈妈最好少入厨房，如果一定得进，一定要尽量减少停留时间，并保持厨房通风，可在厨房中安装排油烟机或排风扇，加强空气流通，才有益于这些有害气体的散逸。

Question 07　妈妈可以做家务吗？

妈妈在怀孕后可以做些轻松的家务，例如扫扫地、擦擦桌子，顺便活动筋骨，只要不觉得过于劳累，皆为适宜的活动强度。但妈妈要避免太过繁重及对胎儿有影响的家务，例如煮饭，之前有提到妈妈进厨房对于妈妈本身和宝宝的影响，包括闻到油烟味会有恶心反应、对厨房尖锐及危险物品的安全疑虑，以及煮饭时所产生影响胎儿的有害物质及气体。基于上述原因，并不建议孕期中的妈妈进出厨房；不要登高，减少跌伤的可能性；亦不要搬抬重物，因为不当使力会对腹中胎儿造成影响；洗衣服、擦地板、弯腰取物等行为会令腹部受压，若持续太长时间会压迫子宫，有可能损害胎儿或引起早产；避免久站，以免形成背部疼痛，且在较为寒凉的季节如春、冬季，妈妈洗衣服、洗碗不要用冷水，以免受寒。

Question 08　妈妈可以戴隐形眼镜吗？

现代大多数人为了方便以及美观，都会选择配戴隐形眼镜。然而，妈妈在怀孕后所产生的生理变化，使得妈妈并不适合配戴隐形眼镜。

妈妈在怀孕后如果继续配戴隐形眼镜，时常会有不舒服以及无法长时间配戴的感觉，这种改变即来自于妈妈的生理变化，因怀孕期间，妈妈的眼角膜含水量会增加，使得角膜厚度增加并可能形成角膜水肿，若继续配戴隐形眼镜，可导致角膜水肿加剧，引发角膜发炎。同时，孕期中妈妈的角膜敏感度也会下降，较不容易发觉角膜的轻微破皮或感染，若继续配戴隐形眼镜，最终可能引起角膜溃疡。另外，妈妈在此时的泪液分泌是逐渐减少的，眼球表面湿润度下降，使得配戴隐形眼镜时更加容易感到眼睛干涩。最后，怀孕会影响妈妈的结膜和水晶体，使得眼睛的近视度数增加，让妈妈在配戴原先的隐形眼镜时，会感到视线模糊、看不清楚，原先的隐形眼镜和怀孕后产生变化的角膜弧度也会不吻合，若坚持配戴可能导致眼球及眼角膜损伤。

Question 09 妈妈可以用肥皂洗乳房吗?

女性在怀孕期间,皮脂腺的分泌会增加,乳晕上的汗腺也随之肥大,使乳头变得柔软,而汗腺与皮脂腺分泌物的增加也使皮肤表面酸化,导致角质层软化。

此时若常用肥皂类的清洁物品清洗乳头及乳晕上的分泌物,对妇女的乳房保健是不利的,因为专家指出,经常使用肥皂清洁,会洗去皮肤表面的角化层细胞,促使细胞分裂增生。如果经常去除这些角化层细胞,就会损坏皮肤表面的保护层,使表皮层肿胀。常用肥皂清洁乳头也会使乳头过于干燥。另外,若每晚重复使用肥皂清洗乳房,易碱化乳房局部皮肤,并促使皮肤上碱性菌丛增生,使得乳房局部酸化更加困难。为避免以上困扰,我们建议妈妈们可以用温水清洗乳头即可。

Question 10 妈妈可以骑脚踏车、电动车或开车吗?

对怀孕中的妈妈而言,骑脚踏车和电动车看起来是很危险的行为。实际上,只要细心注意一些事项,妈妈还是可以安全地借助脚踏车或机车来行动。

孕期的前3个月,是胚胎的着床关键,因此妈妈若要在此时骑车,要注意腿部使力不要过大、骑车时间不要过长、车速不要过快,以及选择平整的路面骑行,因颠簸的路面可能引起子宫收缩或胎盘剥离的现象。若车子的轮胎气充得很足,可以放掉一些气,避免骑行时因力的反作用而引起腹部不舒服。而在骑脚踏车时还须特别注意要适度地调整座椅的高度,并且可以在椅垫再套上一个较柔软的坐垫,缓冲座椅对阴部的冲击力道。怀孕超过5个月的妈妈,可以使用"托腹带"来托住肚子,以防肚子剧烈摇晃,影响胎儿安全。

如果妈妈长时间开车,胎儿会长期处于一种震动状态,对胎儿的休息不利。对妈妈来说,长时间开车则会使骨盆和子宫受到压迫,导致血液流通不畅,可能会出现胎死腹中的现象。此外,妈妈也可能会出现困倦、晕吐等症状,注意力与反应都变得较差,增加交通意外发生的概率。

　　如果开车对妈妈来说是必要的话，应注意以下几点：第一，要调整座椅到妈妈觉得舒适的位置，保持膝盖与臀部同高，且将背打直，并可在腰部放一个靠枕，让腰部有支撑；第二，绝对要系安全带，减少妈妈和胎儿在意外发生时所受到的冲击力道和伤害。曾流传安全带会压迫胎儿的说法，目前并没有证据显示此说法正确。因此，妈妈应正确使用安全带，调整安全带到刚好的长度，以保障安全；第三，不要开车过久，坐太久会让妈妈出现下肢肿胀和子宫收缩的情况，因此建议妈妈最多可开半小时的车，若要超过此时间长度，则必须每5~10分钟下车走动；第四，避免在太晚或视线不佳的时间点开车，以防交通事故发生的概率增加。

　　但对妈妈来说，最安全的行动方式还是步行或搭乘大众交通工具，若真在必须骑车或开车的情况下，妈妈应当做到以上事项，保护自己与胎儿。

Question 11　寝具怎么挑?

　　妈妈在孕期的休息和睡眠至关重要，如果妈妈长期没有得到适当休息，很可能会影响到胎儿的发育，造成先天性的发育不全等。因此妈妈应尽量挑选舒适的寝具来帮助睡眠。

1.材质

　　枕头套、床单和棉被套皆应选择纯棉材质，避免使用化学纤维或混纺材质的用品。尽量不要选择羽绒被，否则会影响妈妈的呼吸系统健康。并可多准备几套床单、棉被套和枕头套，方便及时换洗和晾晒。

2.高度

　　床垫的总高度应以45~50厘米为宜，过低的床容易使妈妈身体受潮，并吸入过多的灰尘和细菌，增加肺部压力；过高的床则会给妈妈上下床造成不便，还容易影响睡眠质量。

　　枕头的高度以10厘米左右为宜，过高的枕头会压迫颈动脉，使大脑供血不足，引起脑缺氧；过低的枕头易使妈妈颈部酸痛、落枕、口干舌燥、易打鼾等。

3.软硬度

　　床垫软硬度则应以适中偏硬为佳，但不宜偏软。因为妈妈使用过软的床垫，容易导致身体疲惫，造成慢性腰肌劳损；床垫过硬则会导致妈妈在睡眠中频繁翻身，多梦易醒。

Question 12　如何改善手脚冰凉？

正常的情形下，怀孕期间母体的血流量应该会增加，相对地，体温也会比平时高。但是也有一些妈妈会出现手脚冰冷的情况，这多是由于血液量不足，血液循环状况较差，营养摄取不均衡等引起的。当妈妈出现这种情况时，如果置之不理，可能会影响到胎儿的发育，造成胎儿器官成熟度不足。所以，妈妈一旦发生这种情形，绝对不可以忽视，应该尽早改善。

若妈妈出现手脚冰冷的情况，应该更重视手脚的保暖工作，比如穿着较厚的手套及袜子。此外还有另一种方法，妈妈平常在家时可将米酒加入水中煮开，然后用米酒水或热水泡脚，让手脚比较暖和些。准备米酒水时，可加上姜或葱一起煮，煮开之后，先将手脚放在米酒水上，利用热气来达到保暖效果，等温度降到42℃左右，再将手脚放到米酒水中浸泡，一方面能保暖，一方面也可促进四肢末梢的血液循环。

Question 13　泡脚的注意事项有哪些？

冬季用热水泡脚能达到促进血液循环、温暖全身的作用，对消除疲劳、帮助入睡也有益处。但如果泡脚时间过长，就可能导致妈妈血液循环过快，心脏和脑部负担过重，还可能出现出汗、心慌，甚至眩晕、虚脱等症状，危害妈妈的健康。因此，妈妈泡脚时要注意，泡脚的水温不能过高，宜控制在35℃～39℃为宜，千万不要超过40℃。每次泡脚时间应控制在20分钟以内。另外，妈妈泡脚时不要随便按压脚底，因为刺激足部某些穴位，有可能导致流产。泡脚水中也不要随便添加活血祛瘀类的中药，否则可能导致流产。

此外，妈妈若患有严重的香港脚时，最好不要用热水泡脚，以免水疱破裂，使伤口感染。

Question 14

妈妈可以使用蒸气浴吗？

蒸气浴对一般人是有好处的，高温可使静脉扩张，身体会将杂质以流汗的形式通过皮肤排出，达到排毒的功效。但由于怀孕后血管的张力相对于未孕时较低，所以蒸气浴可能会使妈妈出现脱水、血压过低等现象，出现心慌、气短、头晕等症状，甚至有发生意外的危险，会伤及自身和胎儿。

实验证明，蒸气浴对胎儿的发育极为不利。在怀孕初期时，高温会使某些基因活动改变，进而影响胚胎器官发育，造成胎儿的神经管缺损，中枢神经系统发育异常，影响后天智力发展。而且，过高的温度会使分裂中的细胞死亡，造成胎儿发育畸形或发育不良。此外，蒸气浴会使人的体表处于一个高热的环境下，这种高热会透过体表皮肤传到体内，进而使胎儿所处的环境温度也相应升高，不利于胎儿的生长发育。怀孕后期，高温环境可能会影响激素分泌，甚至会致使催产素释出，最终减缓胎盘成长，导致胎儿生长迟滞。所以，妈妈不宜进行蒸气浴。

Question 15

妈妈适合开灯睡觉吗？

有些人习惯开灯睡觉，但其实这对睡眠是有负面影响的。电灯对人体会产生一种光压，长时间照射可引起神经功能失调，使人烦躁不安。此外，日光灯缺少红光波，且以每秒钟50次的速度抖动，当室内门窗紧闭时，可与污浊的空气产生含有臭氧的光烟雾，对居室内的空气形成污染。据环境品质与出生缺陷关系流行病学研究结果表明，室内光污染与早孕的胚胎致畸有显著的相关性。因此，妈妈绝对不要开灯睡觉，且在睡觉前关灯的同时，要将窗户打开10~15分钟，使有害物质自然逸出窗外。白天在各种灯光下工作的妈妈，则要记得去室外晒太阳。

Question 16

如何减少电脑辐射的危害?

　　来自电脑的辐射是胎儿致畸的因素之一，而绝大部分的职场妈妈每天的工作都离不开电脑，要采取什么样的措施，才能减少电脑辐射对自己和胎儿的伤害呢?

　　1.每隔1小时离开电脑5~10分钟，既能放松长时间保持一个姿势不动的肢体，又能远离辐射源。妈妈可以下载一个具有定时提醒功能的手机应用程序，避免忘记休息。

　　2.在电脑的屏幕上安装防护网，可以吸收辐射线，还能保护视力和眼睛，消除疲劳。

　　3.每天保证开窗通风一次，使电脑产生的有害物质和粉尘得以散发。

　　4.让屏幕和主机尽量远离自己，最好距离身体50厘米以上，减少辐射伤害。

　　5.尽量不要在电脑主机和显示器周围放置金属材质的物品，以避免辐射的反射，加重妈妈受到的伤害。妈妈可以放置一些仙人掌类的植物在电脑周围，以吸收辐射。

　　6.闲暇时间要控制自己用电脑的时间，以每周使用电脑时间不超过20小时为宜。

Question 17

多久晒一次棉被较好?

　　妈妈在孕期十分容易受到细菌的侵袭，进而影响到胎儿的健康。因此妈妈的衣物、床单等用品必须勤换洗，无法经常清洗的，则需要勤加晾晒，用太阳中的紫外线杀除用品上滋生的细菌，并去除潮气，保证妈妈和胎儿的健康。如果不经常晾晒，很容易使妈妈患上皮肤、呼吸系统疾病，进而使胎儿也受到影响。因此，妈妈应至少每半个月到一个月晾晒一次棉被等床上用品，每次2小时左右即可，时间过长会影响棉被的保暖性。

Question 18 写怀孕日记有什么好处？

妈妈坚持写怀孕日记，不仅可以记录自己孕期的变化情况，还有助于将孕期有关保健方面的重要事项记录下来，为医生提供有价值的医疗参考。坚持写记录孕期心路历程的日记，还会加深妈妈与宝宝的感情。写日记时，妈妈可以把自己在孕期感觉到的事情、发现的新变化等，根据自己的喜好和方式进行记录。

怀孕日记的主要内容应该包括末次经期结束的时间，这样就可以推测怀孕了多久；怀孕反应开始的日期和症状，如每日反应的时间、反应的程度、消失的时间、治疗与否等情况；胎动，正常的胎动是胎儿健康的标志，可在日记记下第一次胎动时间、每日胎动次数；妈妈的健康情况，记下所患疾病名称、症状、始末时间、用药情况等；接触放射性物质情况，孕期禁止接触放射性物质，若不可避免或意外接触了，应记下接触时间、次数、部位等；孕期检查，准确记录下怀孕后各次检查的时间、项目和结果；性生活情况，孕期可以同房，但应该节制。

Question 19 妈妈可以使用精油吗？

观察市面上贩卖的精油可以发现，大部分的精油上都有"怀孕禁用"的标示，这是因为纯度过高的精油具有一定的微毒性，对于一般人并无严重的伤害，但是对于代谢系统与吸收系统敏感的妈妈与胎儿，就有伤害的危险了。有些精油还具有"调经活血"的功能，可以缓和女性月经不适，并让经期更顺利，但是如果妈妈使用，就有引发流产的危险，所以孕期使用精油一定要谨慎。

Part 3
陪宝宝一起成长！怀孕中期

在怀孕中期的阶段，妈妈度过了怀孕初期时的许多不适，到了中期会感到较为舒适一些。而随着妈妈的腹部开始明显地隆起，加上宝宝在腹内的活动更为活跃，妈妈会更"孕"味十足，当妈妈的感受将会更为深刻。接下来我们就来看看在怀孕中期的阶段，有什么该了解与注意的知识吧！

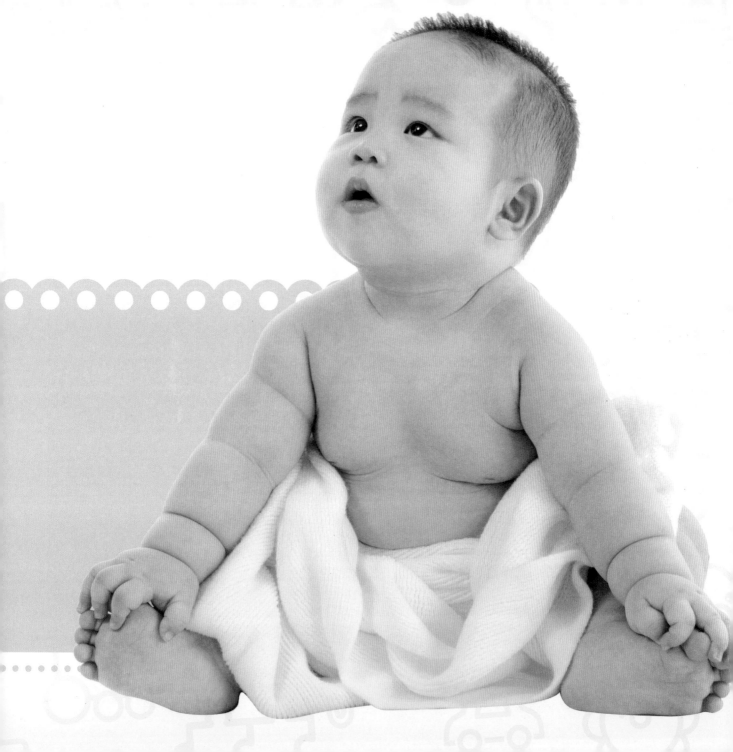

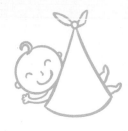

相关小知识

到了怀孕中期，妈妈的身体变化将会更加明显，腹内的宝宝此时也愈长愈大，接下来我们就带爸妈来看看在这时候妈妈和胎儿即将一起经历什么变化呢？

妈妈和宝宝的生理变化

妈妈

体重与身型

怀孕中期开始，妈妈的体重会开始增加得很快，身材也随之更加丰满，进入孕期5月的时候，妈妈的体重会增加2~5千克，因此要记得开始选购尺寸更适合妈妈的孕妇装，妈妈也可每天追踪体重的变化，以将体重控制在合理范围。而身体加重的负担也会造成妈妈的疲劳，因此妈妈要多加休息，保持充足的精神。

而进入孕期6月时，妈妈的体重会增加4~8千克，到怀孕中期结束前，增加的体重数可能到11千克，此时腰部会更加明显地变粗，臀部浑圆，体态明显丰满，旁人一看就知道你是标准的孕妇。而体重增加所带来的腰酸背痛和骨盆腔压迫也随之加剧。另外，此时妈妈的手指、脚趾和全身关节韧带也会变得松弛。

乳房

第4个月时，妈妈已能感到乳房明显在增大，乳房下端向两侧扩张，乳晕面积加大，且变得更为清晰，乳头周围会有小点点凸出，并分泌少许白色的乳汁，看上去就像初乳；孕期5月时乳头开始分泌黏稠或清淡的乳汁，只要触碰和挤压乳头就会出现；孕期6月时，乳房持续增大，乳腺功能则更为发达，挤压乳房时会流出一些有黏性的黄色乳汁。注意怀孕中期要避免刺激乳房，以免引起强烈的子宫收缩。

子宫

到了怀孕第4个月时，子宫会软化且变得富有弹性，而大小已经像刚出生婴儿的头一样大了，如此大的子宫会引起妈妈经常性的腰酸背痛；第5个月时，子宫会变得近似球形，达到腹腔并开始向上、侧边推挤肠道，但子宫并不会固定在同个位置上，它会依附在子宫颈周围做小幅度地移动。此时妈妈必须穿上有弹性的衣服或宽松的孕妇装以适应子宫的变化；到了孕期第6月，子宫已压迫到了肺部，会导致妈妈在爬楼梯时容易出现呼吸急促和气喘。此外，不断增大的子宫致使肠胃蠕动速度变慢，让妈妈出现胃灼热和饱腹感。

同时，随着子宫的迅速增大，子宫两侧的韧带以及骨盆也在生长变化，以适应胎儿的成长，因此妈妈有时会感到腹部一侧有轻微的痛感，此为正常现象，不用担心。

为了适应不断变大的子宫，妈妈在走路时会将脊椎骨向后仰，身体重心向前移，并挺起肚子走路，行动会开始变得不方便，重心也容易不稳，爸爸要多加注意并帮忙。

不适感与疾病

到了怀孕中期，妈妈会感觉比早期舒适一些，许多早孕反应都已获得缓解，但还是有一些早期就已存在的不适症状，会一直延续到中期，以下列出一些从怀孕早期持续至中期的症状，以及症状持续发生的解决办法：

1.头晕

导致头晕的原因有睡眠不足、睡不好、过度疲劳、环境嘈杂、自主神经系统失调、血糖偏低、血压降低、贫血等。发生头晕时，妈妈必须立即停下手边工作，情况严重则须立即到医院就医，检查是否为妊娠贫血、妊娠高血压、妊娠低血压或是营养不良等。

2.眼角膜水肿

怀孕期间因为角膜含水量的改变，导致妈妈容易出现眼角膜水肿的症状，此现象在妈妈生产完后就会恢复正常，因此不用担心，只要在怀孕期间维持眼部卫生、健康用眼、不要配戴隐形眼镜，就可以避免其他并发症产生。

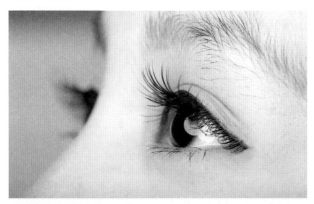

⊙ 怀孕时的眼角膜水肿症状，在孕期结束后就会痊愈。

3.牙龈炎

妈妈的牙龈在怀孕后会变得较松软及脆弱，因此容易出现牙龈肿痛和出血的问题，而若妈妈对牙龈及口腔的照顾不当，可能引发牙龈炎。因此妈妈要做好口腔的卫生清洁。

4.腹部饱胀感

怀孕初期的腹部不适是源自于子宫和骨盆开始充血，以及骨盆腔血管管径扩大导致加快的血液流速，造成腹部不适感。而到怀孕中期，腹部的不适感和饱胀感是来自于子宫的推挤，子宫不断扩大并往上边与侧边推挤，使得胃部被往上推，肠道则被往上及两侧推挤，影响了肠胃的消化和排泄功能，进而引起腹胀。其他原因如胃肠蠕动减弱、过量的高蛋白、高脂肪食物亦都是可能因素。缓解方法有细嚼慢咽、少量多餐、多运动以及补充纤维，都是妈妈可以尝试的方式。

5.小腿抽筋

妈妈在孕期容易因为缺钙而造成小腿抽筋，因此妈妈要记得多补充钙质摄取，高钙含量食品如高钙豆制品、乳制品、芝麻、银耳、黑木耳食物等。但切

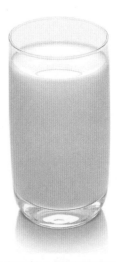

⊙ 适量摄取牛奶会改善小腿抽筋现象。

记不可过量摄取牛奶，否则会造成反效果。

6.频尿

频尿现象是因为子宫扩大压迫到膀胱而引起的现象，此现象应在怀孕中期后慢慢消解，但有些妈妈还是会持续频尿，这些妈妈要注意饮水量，并且不要食用利尿的食物，如西瓜、冬瓜、薏仁、萝卜。

7.白带变化

白带应是无色透明的或是白色糊状液体，若转变为其他颜色、质地黏稠或呈豆腐渣状，且伴随难闻的气味，或是阴部发生瘙痒、疼痛、灼烧感，就必须咨询医生，并进行清洁度、滴虫、霉菌、白细胞、上皮细胞、细菌性阴道病的检测。若没有上述问题，白带只有增多现象的话，就不用担心，妈妈只要保持阴部清洁即可。

8.便秘、痔疮

由于妈妈体内激素改变，且肠胃被子宫压迫，到了怀孕中期，便秘的情况不但可能出现，甚至会加重而出现痔疮。

痔疮是指直肠、肛门末端周围的静脉发生曲张而形成的一个或多个柔软的静脉团，通常因用力解便所致。进入怀孕中期，迅速增大的子宫压迫到静脉，阻碍静脉的血液循环，引起瘀血而形成痔疮。

针对痔疮的状况，妈妈要多喝水，多吃高纤食物，避免油炸、辛辣之难以消化的食物，养成按时排便的习惯，维持规律的生活，减少压力的产生等，若完成以上事项，相信对妈妈的便秘及痔疮会有一定的效果。

前文介绍了从怀孕早期就开始困扰着妈妈的问题，接下来我们看看在怀孕中期可能出现哪些不适：

1.失眠

从怀孕中期开始，胎动开始逐渐频繁发生，加上孕期的各种不适，使得妈妈在怀孕期间容易失眠，更进而加重白天的头晕、无力及精神不好的状况。

我们认为有几种方法可以帮助妈妈在晚上可以睡得更香更沉，除去失眠的困扰，以下替妈妈介绍说明：

·多吃含铜食物

铜影响着人体神经系统，当人体中缺少铜时，会使神经系统的抑制过程失调，使内分泌系统处于兴奋状态，从而导致失眠。因此妈妈要多吃富含铜的食物，如玉米、豌豆、蚕豆、鱿鱼、虾、动物肝脏等。

·晚餐吃小米粥

小米中的色氨酸含量极高，具有安神催眠的作用，且小米富含淀粉，进食后可以促进胰岛素的分泌，进而增加进入大脑的色氨酸含量，使大脑分泌更多有助于睡眠的血清素。妈妈可将小米熬成稍微黏稠的粥，在晚餐或睡前半小时适量进食，有助于睡眠。

·睡前喝一杯热牛奶

据研究指出，睡前喝一杯加些许糖的热牛奶，能增加人体胰岛素的分泌，促进色氨酸进入脑细胞，促使大脑分泌有助于睡眠的血清素。同时牛奶中还含有微量吗啡式物质，具有镇定安神的作用，能够帮助妈妈入睡。

·睡前吃一个苹果

中医认为，苹果具有补脑养血、安眠养神的作用，其浓郁的香味更是具有镇静作用，能催人入眠。据传，文学巨匠大仲马曾靠睡前吃苹果成功治愈失眠。

·睡前按摩脚底

通过睡前脚底接触温水及按摩脚底，可以使妈妈放松身心，更好入眠。开始先用温水洗脚，擦干后分别将一条腿盘在另外一条腿上，脚心向外，用左手轻搓右脚心，用右手轻搓左脚心至发热。再用拇指和食指逐个按摩脚趾，记得不要过于用力。

·睡前聆听有节律的声音

妈妈可尝试在睡前聆听平静而有节律的声音，如蟋蟀叫、流水声、滴水声以及春雨淅沥淅沥的声音，或专门的催眠音乐，都有助于睡眠，引导妈妈睡得更香更甜。

·在床头放一个剖开的柑橘

妈妈可以在床头柜放一颗剖开的柑橘，借由嗅闻柑橘的芳香气味，镇静中枢神经，帮助入眠。

2.水肿

由于孕期内分泌的改变，致使血液中蛋白质减少，水分在渗透压作用之下跑到血管外，进而导致水肿。除此之外，还有另一个可能的原因，即因子宫的增大而导致血液回流受阻，使血液循环变差而形成水肿。大部分妈妈在怀孕期间都会经历水肿，发生水肿的部位以手脚居多，其中又以小腿以下的部位更为常见，但手部水肿的不适感对妈妈来说则较为明显，因为手部皮下脂肪较少，因此水肿时比较容易让妈妈产生痛感，有时若以手压水肿部位，会出现局部凹陷。

若经由适当的休息和照顾，轻微的水肿通常在出现6小时内就可得到缓解，妈妈可以通过以下几种方式来减轻水肿的状况：

·每天泡脚及按摩

泡脚及按摩能够帮助下肢血液回流，促进血液循环，减轻水肿的症状，但是妈妈要注意，不要使用过热的热水泡脚，否则会加重身体负担。

·抬高双脚

抬高双脚可以加速血液的回流，不但可以缓解水肿，更能防止下肢静脉曲张的发生。妈妈在家中坐或躺时，可将靠垫或枕头放在双脚下，保持双脚抬高；工作时，妈妈也可以用一个稍低于座椅的小凳子将双腿垫高。

·适度运动

适当的活动会增进血液循环，因此妈妈要保持活动，不能长久保持坐姿或站姿，否则会使水肿加剧。建议妈妈的运动量不要太大，可选择散步、伸展运动或是轻度的水中运动，例如在水中缓慢地行走或是进行漂浮交替运动，妈妈在选择水中运动的地点时，挑选水位保持在胸部以上的地点为佳。

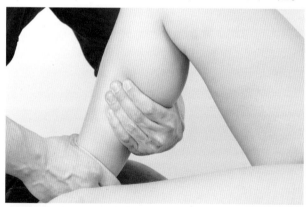

⊕ 每日按摩会减轻水肿症状。

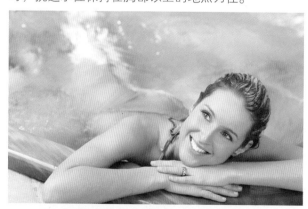

⊕ 适度的运动会增强血液循环，缓和水肿。

· 充足休息

在充足的休息与静养下，会减轻妈妈的水肿情况，若身体过度劳累，则会加重水肿症状。

· 穿弹性袜

穿弹性袜可有效地消除水肿，妈妈可在严重水肿发生前就开始穿着弹性袜，除可缓和水肿症状，亦可避免静脉曲张。医生建议穿弹性袜的最佳时机为刚起床时，妈妈可在下床前先抬高双腿一阵子，再穿上弹性袜，效果甚佳。

以上是有轻微水肿的妈妈可以利用的办法，而若水肿持续加重，最终可能导致妊娠毒血症，从而造成妈妈血压升高、肾脏病变、视力模糊，或是生产中出现大量出血或中风的危险，因此若水肿有愈加严重的趋势，妈妈必须尽快到医院就医。

3.易喘

怀孕中期由于血容量的增加，以及子宫不断压迫心肺和横膈膜，使妈妈容易出现气喘的现象，可能连在走路或活动时，都会感到气喘吁吁，严重者甚至连讲话都会感到喘不过气。

预防气喘的症状发生，妈妈要记住活动时动作不要过大、过快，上下楼梯慢慢走；尽量不要做粗重的工作，例如搬重物等；进行温和的运动和时常做深呼吸可增进血液循环和新陈代谢，进而改善或预防孕期的易喘现象；妈妈也要避免进出人潮拥挤的地方、密闭空间或是空气较为稀薄的高山，以免引起或加重妈妈的气喘；坐姿可采取挺胸、肩膀向后的姿势，睡姿则可采用左侧睡，并以枕头垫高头部，上述姿势都可帮助呼吸更加顺畅；最后，保持愉快的心情亦很重要，因为过大的压力会引起喘不过气的不适感。

一旦出现喘不过气的情况，妈妈要放慢动作，尽量找地方坐下或蹲下休息，并从腹式呼吸改为胸式呼吸，减缓不适感。

此外，如果妈妈患有心脏病、妊娠贫血、妊娠高血压等症状，也可能引起心悸和气喘，需要特别地注意。

4.流鼻血

妈妈流鼻血在怀孕期间是常见的现象，血管肿胀加上鼻黏膜肿胀，导致妈妈的鼻腔血管容易破裂，因而流鼻血，尤其在气候干燥或鼻腔局部受损时，更容易引起流鼻血。

日常生活中，妈妈要避免待在空气较为干燥的房间或地区，可在床头放一杯水，增加空气湿度；不要过于用力擤鼻子；少吃易上火的热性食物，如巧克力、羊肉、辣椒等；在流鼻血后一星期内，尽量不要做激烈的运动；如果反复流鼻血，则要多补充铁。

若妈妈出现流鼻血的情况时，可先坐起来，再将头稍稍向前倾斜，并捏着两侧鼻翼，持续此动作5~10分钟，若鼻血依然不停，则建议至医院就医。同样地，若是有反复出血或休克的情形，亦要立即就医。

5.鼻炎

在怀孕中期以后，随着雌激素的不断增高，造成大部分孕妇鼻黏膜较为肿胀，使五分之一左右的妈妈会出现鼻痒、鼻塞、打喷嚏与流鼻涕等症状，严重的话则会导致鼻窦炎。此种妊娠鼻炎大多会在产后消失，但若妈妈认为妊娠鼻炎难以忍受或是已经影响到生活，可至医院寻找医生的协助，并通过药物治疗缓解症状。

6.听力下降

妈妈在怀孕中晚期，对于低频区的听力会有所下降，这是孕期的正常现象，妈妈不必紧张，此情况会在产后3~6个月恢复正常。

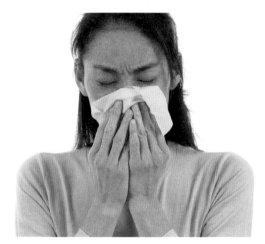

⬆ 妊娠鼻炎大多会在产后消失。

7.瘙痒

怀孕中期，妈妈的肚子愈来愈大，肚皮也逐渐被撑开，此时皮肤处于紧绷的状态，皮肤的纤维则受到拉扯而产生断裂，形成妊娠纹，导致妈妈容易感到腹部瘙痒，严重的话甚至会影响睡眠。

妈妈此时若通过抓挠止痒，可能会引起皮肤发炎或感染，那该如何停止令人抓狂的痒感呢？医生建议可以通过涂抹婴儿油、润肤霜或乳液，加强保湿滋润而降低瘙痒感，妈妈可选择在洗完澡后擦抹乳液，更有助于皮肤的吸收。而若瘙痒感极度剧烈，或是皮肤上已经出现疹子了，建议妈妈还是要咨询医生的专业判断。妈妈要记得避免处于高温或是温差太大的环境中；洗澡时不要使用过热的水，亦不要使用碱性的肥皂，而以婴儿沐浴乳或孕妇专用沐浴乳替代；最后，保持运动的好习惯也可增加肌肤的弹性和张力，可有效预防瘙痒。

8.后背发麻

到了怀孕中期时，很多妈妈会感到后背出现发麻、发紧的感觉，这是因为妈妈的体型变化过快，脊柱神经受到压迫所导致的。此外，下腹外挺、肌肉关节松弛也可能导致此症状。后背发麻的症状通常在产后都可得到改善，因此妈妈不必过于担心，但如果经过多种方式调整，依然没有改善的话，妈妈就要到医院做完整的检查，以排除先兆流产、脑部疾病、颈椎病、糖尿病等疾病的可能。

在日常生活中，妈妈要避免长久地维持同一个姿势，必须经常走动和休息，并且避免长时间使用电脑，以上方法应可有效缓解发麻症状。

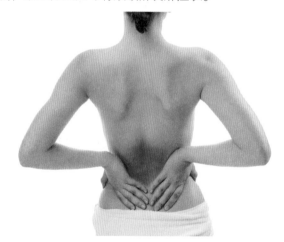

⬆ 孕期体型变化剧烈，易导致妈妈后背发麻。

9.腰酸背痛

正值怀孕中期的妈妈，不断增大的腹部会压迫到神经，进而加重腰椎负担；变大的腹部也使妈妈容易在行动时将重心往前移，使得脊椎伸展过度，压迫到骨盆；另外，此时期妈妈为了顺利生产，体内会分泌松弛素，但松弛素会影响脊椎的支撑力，也是造成妈妈腰酸背痛的原因之一。多数妈妈在怀孕时期都会出现腰酸背痛的现象，但大多属于轻微程度，只有大约五分之一的妈妈属于严重程度，若在此时妈妈发生腰肌劳损或扭伤，则容易导致腰椎间盘突出，从而引起坐骨神经痛。

要怎么缓和这个困扰许多妈妈的问题呢？妈妈可以从日常生活中各方面来做调整。在饮食方面，充足的钙质对妈妈来说非常重要，前文提过在孕期中，若妈妈没有为胎儿补充足够的钙质，胎儿会转而吸收妈妈的骨骼钙质，使妈妈出现骨质疏松症等症状，并减少妈妈的骨骼支撑力，因此妈妈要多补充含钙量高的食物，并搭配一天至少15分钟的阳光接触，帮助体内钙质的吸收，减缓妈妈腰酸背痛的症状。另外，妈妈要注意不要长久维持同一种姿势，尽可能每半小时变换姿势，并在变换姿势前先找寻身体的支撑点，再轻缓地变换姿势，避免肌肉拉伤。同时，在空闲时可以做针对腰腹部与背部的伸展运动，或是一些适量且温和的运动，帮助伸展及锻炼肌肉，进而使肌肉更有力量支撑骨头。睡觉时妈妈若出现腰酸背痛的情形，可以在两脚之间或底下放置小枕头，有助于妈妈睡得更舒适。从床上起身时则要记得先侧躺，把脚放到床外，再以双手撑住身体，慢慢起身，避免肌肉拉伤。而针对身上出现酸痛的地方，妈妈可以使用乳液，对酸痛的部位进行轻柔的按摩，减缓不适。亦可在酸痛部位上，用浸过热水的毛巾热敷，可使血管扩张、放松肌肉，并消除酸痛感与疲劳。最后，穿着防滑的平底鞋有助于妈妈摆正重心，避免不正确的姿势加重腰酸背痛；适时使用托腹带也可以协助妈妈支撑日渐增大的腹部，减少身体出现不适的可能。若症状已加剧并形成了坐骨神经痛，妈妈可去医院进行牵引治疗。

10.静脉曲张

进入怀孕中期后，妈妈会开始出现不同程度的静脉曲张，因为孕妇体内的激素以及血流量的变化，加上最主要的因素——日渐增大的子宫对下肢静脉及骨盆腔静脉所造成的压迫，种种因素导致妈妈在怀孕时期容易出现静脉曲张的症状。其中体重超重的妈妈，或是有静脉曲张家族病史的妈妈，比一般孕妇更有可能得妊娠静脉曲张。

怀孕时期的静脉曲张好发在踝部和小腿部位，要预防妊娠静脉曲张，妈妈要记得避免久站或久坐，亦要避免翘脚的坐姿，并隔一段时间进行足背的屈伸运动，收缩肌肉以帮助血液循环。工作或睡觉时可垫高双脚，促进血液循环；平时则可穿着弹性袜。弹性袜分为"预防性"及"治疗性"两种，差别在于弹性系数。若妈妈尚未出现静脉曲张现象，但生活中须久站，则可先行尝试预防性弹性袜；若妈妈已出现静脉曲张的现象，则可使用治疗性弹性袜，防止静脉曲张恶化。同时，在洗澡时，妈妈也要注意不要使用过热的水洗澡，因为过高的水温可能使血管扩张更加厉害，并加剧静脉曲张的严重度。睡觉时宜采取左侧卧姿势，避免子宫压迫血管。最后，维持健康的生活作息和饮食习惯，可帮助妈妈维持正常体重，减少静脉曲张的发生概率。

11.妊娠糖尿病

妊娠糖尿病是指孕妇在怀孕前没有糖尿病史，但在怀孕期间得到糖尿病，此种糖尿病就称为妊娠糖尿病。怀孕期间，因为妈妈体内激素分泌的改变，导致血糖升高，这时若妈妈的胰岛素分泌不足，就无法将血糖降低到正常范围，导致妈妈容易患上妊娠糖尿病。体重过于肥胖或有糖尿病家族病史的妈妈比一般妈妈更容易得妊娠糖尿病，因此应在怀孕期间主动进行相关检查。

一般糖尿病的症状有所谓的"三多一少"：即吃多、喝多、尿多、体重减少，而妊娠糖尿病则较有可能只出现前面的"三多"，而较少出现体重减少的情况。但妈妈不能只以"三多"来判断自己是否患上妊娠糖尿病，应在怀孕期间定期检查血糖值，以求更为准确的结果。

妊娠糖尿病会对妈妈和宝宝造成巨大的危害，以妈妈而言，妊娠糖尿病会减弱妈妈的抵抗力，使妈妈更加容易受到外界的细菌感染，如泌尿道或阴道感染；其次，妊娠糖尿病也会提高妈妈妊娠高血压的发病率，其发病率为正常孕妇的3~5倍；另外，妊娠糖尿病也容易引发许多并发症，如神经、心血管及眼睛等方面之病变；最后，妊娠糖尿病患者在将来患上糖尿病的概率比正常人来得更高。

妊娠糖尿病对胎儿造成最严重的影响为早产或流产；其次，怀孕期间血糖过高也可能使胎儿过度吸收糖分，使胎儿变成巨婴，进而提高生产的难度，如出现产程延长、肩难产、产后出血等状况；此外，妊娠糖尿病也可能造成胎儿生长迟滞或畸形，如先天性心脏病、器官畸形或中枢神经系统受损；另外，亦会促使新生儿出现多种问题，如低血糖、低血钙、低血镁、红血球过多症、黄疸、呼吸窘迫症，最严重的情况下，新生儿可能死亡。

因此，有妊娠糖尿病的妈妈必须严格监控饮食、体重和血糖值，以下是对患有妊娠糖尿病的妈妈的生活建议，须严格遵守以防糖尿病加剧：

· 少量多餐、定时定量

若一次摄入过多热量，会使血糖急速上升，因此建议妈妈少量多餐，可在三餐间摄取健康小点心，补充孕妇所需热量；且建议妈妈进食要定时定量，因为当妈妈饥饿时，体内会产生对胎儿不好的"酮体"，所以妈妈在固定时间进食，能够避免出现饥饿的情况。

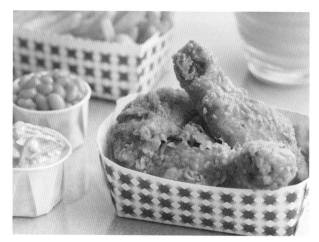

⬆ 妈妈要拒绝少油和少盐的饮食，避免妊娠糖尿病。

· 低GI值饮食

GI值为升糖指数，食用GI值愈高的食物，会愈容易让血糖升高，因此有妊娠糖尿病的妈妈要维持低GI值饮食，才能有效控制血糖，如谷类、葡萄柚、梨子，以及多种蔬菜如萝卜、海带、香菇、豆类、上海青、西蓝花、黄瓜等，都是低GI值食物，是妈妈在控制血糖时的好帮手。

· 少油、少盐、少糖、高纤

"三少一高"是妊娠糖尿病妈妈重要的饮食准则，在足够的热量摄取情况下，妈妈要坚持少油、少盐、少糖、高纤的饮食，才不会加重糖尿病症状。此外，妈妈的糖类摄取必须刚刚好，太多或太少都对健康有危害，医生建议孕妇一天的最低糖类摄取量为175克。

· 饭后晚点吃水果

许多人习惯在饭后马上吃水果，但对患有糖尿病的人来说，太快在饭后吃水果容易使血糖过高，因此建议妈妈可以在饭后两小时再开始吃水果，才不会使血糖骤升。

· 饭后缓和运动

在饭后进行一些较为缓和、轻柔的运动，有助于血糖下降。

· 睡前小点心

妈妈在睡前可吃一些健康的小点心，如水果或是牛奶，以防半夜过于饥饿。

· 监测体重和血糖值

对于患有妊娠糖尿病的妈妈，监测体重和血糖值非常重要，妈妈可定时测量体重，确保体重维持在正常范围内。妈妈也可通过血糖机定时测量血糖值，观察血糖值变化。

12.妊娠贫血

怀孕时期，血量增加的量比血红素还要来得多，因此导致血液被稀释，使妈妈容易发生贫血现象，加上胎儿生长发育时会从妈妈体内摄取铁质，易使贫血更加严重。

妊娠贫血会使妈妈出现疲倦、脸色苍白、头晕、头痛、视力模糊、心悸、胸口疼痛、脉搏增快、呼吸困难等症状，并会影响妈妈的体力和免疫力。除了对妈妈有显著影响，贫血还会使胎儿缺氧，影响胎儿发育，导致宝宝出生后贫血、活动力不足以及免疫力低落，严重则会造成胎儿窒息、流产或早产。

为了及早发现贫血症状，在妈妈怀孕初期中的第一次产检，就会为妈妈提供血红素的检查。怀孕中、后期，则建议妈妈分别做2次血红素检查，以预防贫血的发生。

而若妈妈已经有贫血的症状了，则要尽快通过铁质的补充，来改善贫血的症状，若妈妈有轻微贫血，怀孕中期应持续每天摄入30克的铁元素，富含铁的食物有牛奶、黄豆、肉类、内脏、牡蛎、黄花菜、

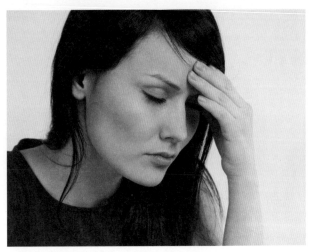

⬆ 贫血使妈妈出现头晕及头痛的症状。

红枣、黑木耳等，可搭配维生素B$_{12}$和叶酸的摄取以提升铁质的吸收效果。若有严重贫血，妈妈除了从食物中摄取铁质，更须依照医生指示补充铁剂，才能有效改善贫血。

胎儿

身长

在怀孕第4个月时，宝宝的身长在10~18厘米之间，大小约像一个苹果一样；到第5个月时，会长大到18~25厘米；而在第6个月时，胎儿会长至25~28厘米。

体重

宝宝在孕期4月时，体重为40~160克；再过一个月，体重则增加至160~300克；而到孕期6月，宝宝则为300~800克，成长速度非常快。

五官

宝宝的脸部已出现了人的轮廓和外形，并已经可以开始做表情了，如皱眉、鬼脸等，这些表情可以

促进大脑发育。紧闭的眼睛显得更加突出，下颌骨、面颊骨、鼻梁骨等开始形成。牙槽内开始长出乳牙牙体，接着牙床形成，且恒牙的牙胚会开始发育。耳朵移动到头部两侧的上方。此时头发和眉毛也长出来了，并出现一层薄薄的胎毛，这层胎毛具有调节体温的作用，且会在出生后消失。

四肢

身体的生长速度超越了头部的发育速度，消除了头重脚轻的情况。肌肉与骨骼持续地快速发育，软骨形成，使最初的骨骼结构出现，到孕期5~6月，骨骼和肌肉会愈趋结实，四肢和脊柱进入骨化阶段。宝宝的脖颈伸长，并已经能支撑起整个头部，下巴能够抬起来，不再靠在前胸了，肋骨也已可见。此时，宝宝的手脚开始能稍微活动，且上手臂的生长速度和灵活性会超过腿部。关节已经发育完毕，使手腕更加灵活，指关节会动，手指能与手掌紧握，还会把玩脐带，并可将手指放入口中吸吮，脚趾与脚底也能弯曲了。这时宝宝的手指指纹和脚趾指纹也已形成，手指甲与脚趾甲也都已经出现，并呈现隆起。到孕期6月左右，宝宝还会在子宫羊水中游泳，并会用脚踢子宫，因此造成羊水震荡。

器官

怀孕中期开始，宝宝的脑内神经元增多，神经系统开始工作，肌肉也能够因应大脑的刺激而做出反应了，且动作十分协调。大约孕期5月时，宝宝的头已占全身长的三分之一，大脑发育趋于完善，并具备了原始的意识能力，但还不具备支配动作的能力。此外，形成记忆与思维功能的大脑神经元之间相互连通，使宝宝的大脑具有记忆功能。脑内神经能更加顺畅和迅速地传递信息，进而提高了动作的协调和灵活度。另外，进入成熟期的大脑也对视觉和听觉系统所接收到的信号更加敏感了。到孕期6月，宝宝的大脑褶皱出现，小脑后叶发育，并出现海马沟。

此时期宝宝的皮肤会逐渐变厚，透明度降低，到大约孕期6月皮肤则变得既红且皱。五感发育方面，眼珠已可开始转动，并能感觉到光线的强弱，至23周视网膜形成，具备微弱的视觉；而在大约在21周时，味蕾会开始在舌面上发育；听觉发育完善，对声音刺激会有反应；触觉也已形成，对爸妈在腹部上的抚摸会出现反应。五感在进入24周时，皆更趋成熟，宝宝的味蕾迅速发育，能够区别苦味和甜味了，也会咳嗽了，并可分辨出更多、更复杂的声音。

此时期的心脏发育完成，心跳每分钟约140次。循环系统开始正常工作。胃内消化腺和口腔内唾液腺形成。脊椎、肝、肺、胃、肾都开始发挥功能，肺中的血管形成，呼吸系统快速地建立；胃肠开始分泌消化液，帮助吸收羊水，并将其输送到循环系统，肠道内堆积着未被消化道排泄的羊水，形成了早期的胎便，这些胎便要到出生后才会排出体外；肾脏已经能够排出一些体内废液，但是大多数废液仍旧从胎盘输送到母体血液中，由母体肾脏帮助过滤。

外生殖器在此时期已形成，因此能分辨出胎儿的性别，若是女孩，阴道会开始呈现中空的形状，并且卵巢内已经生长了约两百万个卵子；若是男孩，睾丸将从骨盆降到阴囊里，原始精子已经形成。

胎动

孕期4月时，胎儿力气还小，因此妈妈不太会感受到明显的胎动，可能只会出现一种类似肠胃蠕动的感觉。而从16~20周间，妈妈会感受到第一次的明显胎动，妈妈可记录下首次胎动发生的时间，并告知医生，让医生对胎儿成长状况有更进一步的掌握。若妈妈在此时还未感受到胎动也毋须紧张，因为胎动发生的时间点和妈妈的感受是因人而异的。

胎动会随孕期渐长而愈来愈强烈，次数也会不断增加，到孕期6月，如果子宫收缩或受到外力压迫，宝宝还会猛踢子宫壁。

小知识大补帖

维生素E好处多

维生素E可预防流产和早产，也可防止宝宝身体和大脑发育不足，并预防新生儿贫血。此外，维生素E还具有抗氧化、防衰老的功能。而在孕期中为确保胎儿的生长，身体对维生素E的需求会增高，因此妈妈每天要摄入14毫克左右的维生素E，许多食物如土豆、山药、核桃、花生、芝麻、植物性油等都富含维生素E。但妈妈要注意不要过度摄取维生素E，否则可能造成头晕、呕吐、腹泻等症状出现。

卵磷脂强健大脑

医学界目前针对卵磷脂对于胎儿发育的功效还没有一定结论，但已有研究指出，卵磷脂有助于胎儿脑细胞发育，因为卵磷脂是脑神经细胞间信息传递介质的重要来源，能够促进胎儿大脑细胞和神经系统的健康发育，并扩充脑容量。建议妈妈每天可适量补充500毫克左右的卵磷脂，可从富含卵磷脂的食物如黄豆、蛋黄、核桃、芋头、蘑菇、山药、黑木耳、谷物类食物、芝麻、葵花籽、动物肝脏和骨髓等中摄取。

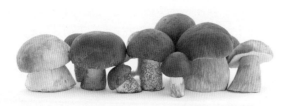

🔼 蘑菇中的卵磷脂有助胎儿大脑发育。

吃肾不吃肾上腺

人们习惯称动物的肾脏为"腰花"，中医认为吃腰花可以补肾气，可滋养肾脏，并有利于消水肿。但妈妈在食用时，要注意不可以误食肾上腺。在清洗猪的肾脏时，可以看到在白色纤维膜内有一个浅褐色腺体，那就是肾上腺。肾上腺富含皮质激素和髓质激素，皮质激素会使妈妈体内血钠增高，使排水减少而诱发水肿；而髓质激素会促进糖原分解，使心跳加快，诱发妊娠高血压或高血糖等疾患。同时妈妈还可能出现恶心、呕吐、手脚麻木、肌肉无力等中毒症状，因此吃腰花时，一定要将肾上腺割除干净。

刺激性食物少吃

进入怀孕中期以后，妈妈的饮食中要避免加入辣椒、葱、姜、蒜、芥末、咖喱、胡椒等具有辛辣刺激味道的调味料，因为这些物质进入妈妈体内后，会随着血液循环进入胎儿体内，可能给胎儿带来不良的刺激，影响生长发育。其次，孕期中的妈妈，身体大多呈现血热阳盛的状态，辛辣刺激性的食物会加重妈妈体内的燥热，导致口干舌燥、口舌生疮、情绪躁动不安等症状。另外，刺激性食物也会加重妈妈怀孕期间的不适感，如孕吐或肠胃灼热，因此建议妈妈的饮食以清淡为主。

中秋月饼别吃多

中秋时，人们都会吃月饼来庆祝节日，但从中医角度来说，妈妈并不适合吃月饼，因为月饼制作过程中的"烘烤"，容易产生"热气"，不适合孕期中阳气较盛的妈妈食用，否则可能影响胎孕。且月饼中有各式馅料，以性寒的馅料制作的月饼不适合虚寒盛的妈妈食用；以辛燥的馅料所制作的月饼则不适阴虚、热盛的妈妈食用。

而以营养角度而言，月饼多采用重油重糖，吃多了对妈妈的健康与体重维持会有不好的影响，对患有妊娠糖尿病的妈妈来说更是绝对禁止的食物。因此妈妈在选购月饼时可尽量挑选低糖低脂的月饼，食用时要注意适量，并可搭配柚子、柿子等清淡水果，减少月饼对身体带来的燥热。

人参补药不过量

许多资料显示人参有滋补养气、补脾益肺、生津安神的作用，并能促进新陈代谢、增强免疫力。但由于人参的药性偏温热，因此若妈妈服用过久或过量，会造成气盛阴耗、阴虚火旺，还有对神经系统、心血管系统、消化系统的损害；长期服用也可能导致失眠、抑郁、心悸、血压升高等副作用，并扰动胎儿，还可能导致出血，严重时甚至会危及胎儿的生命。此外，亦有医生指出人参会造成子宫收缩，不利于生产，并建议有感冒或妊娠毒血症的妈妈不要食用。香港亦有研究显示，当老鼠体内含有30微克的人参皂（人参主要成分）时，老鼠胎儿的心脏、眼睛和四肢会出现异常；含有50微克人参皂时，胎儿则会出现体型短小的情形。因此以中医角度来看，建议妈妈只在"气虚"的情况下才需服用人参补药。

在选用人参时，要视妈妈的体质而定，一般妈妈可选用生晒参或西洋参；若妈妈有气短、易感冒、怕冷等体质偏阳虚的症状，则可选用红参。人参的服用方法则有泡水、煎服、炖药膳等。

妈妈若在服用人参的过程中，出现失眠、胸闷、憋气、腹胀、玫瑰疹、皮肤瘙痒和鼻出血等症状时，应立即停止服用。

远离印表机和影印机

职场妈妈的工作经常需要接触打印机和复印机，而这些机器在启动和运转时会释放出有毒气体，使妈妈感到头痛和晕眩，或者出现咳嗽、哮喘等症状。此外，机器运转过程中所制造出的碳粉和辐射，也有可能对胎儿造成不良影响，因此妈妈要尽量避免靠近或使用打印机或复印机。如果必须打印或复印，尽量麻烦同事代为处理，并且保持办公室通风，帮助有毒气体和碳粉的散逸。

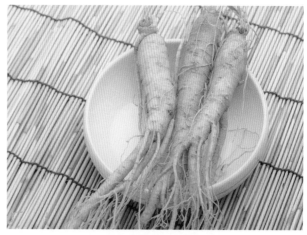

⬆ **性热的人参不适合大多数妈妈服用。**

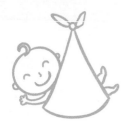

怎么吃才对？

妈妈在孕期四月、五月、六月分别所要补充的营养素为锌，钙和维生素D，铁质。

孕期4月，妈妈应从食物中摄取适量的锌，若妈妈在孕期时没有提供宝宝足够的锌元素，有可能会损害宝宝的中枢神经系统，并导致先天性心脏病以及多发性骨畸形等严重的先天性疾病。

孕期5月，可以钙和维生素D来作为主要的补充目标。在此时期，宝宝的骨骼与牙齿开始快速生长，足够的钙质可以提供胎儿所需营养。

到孕期6月，妈妈要开始补充铁质来防止贫血症状，且在缺铁的情况下，宝宝可能出现生长迟缓的情形，若持续缺铁，则宝宝出生后可能会出现注意力无法集中的情形。

怀孕中期所需营养

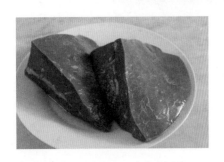

孕期四月： 锌
海产、肝脏、肉类、蛋类

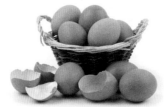

孕期五月： 钙、维生素 D
钙： 乳制品、豆腐、黑芝麻、芥蓝菜
维生素 D： 肉类、鱼类、蛋类、奶类

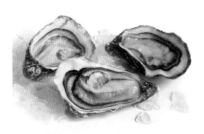

孕期六月： 铁质
铁质： 肝脏、牡蛎、贝类、肾脏

铁

雪菜肉丝面

材料 . . . .

瘦肉 100 克
雪里蕻 60 克
笋子 30 克
姜末 15 克
葱花 15 克
细面 1 份
盐 10 克
米酒 10 毫升
食用油 10 毫升

小常识

雪菜，俗称雪里蕻，由芥菜腌制而成。其中含有丰富的胡萝卜素、维生素和铁，有抗氧化的功效。

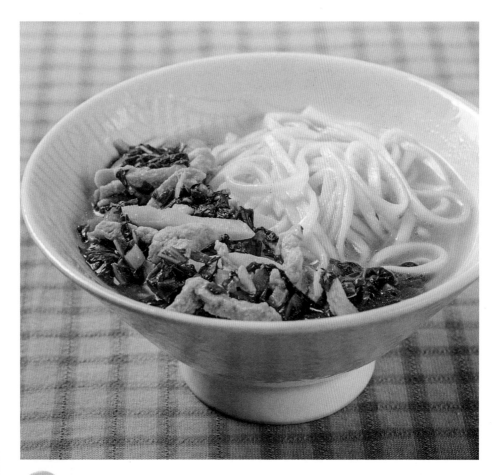

做法

1 笋子切丝；雪里蕻去除头部并切末；面条加盐氽烫后，盛盘备用。

2 起油锅，爆香姜末与葱花，加入肉丝拌炒，炒至略有熟色，便可以加入笋丝、雪里蕻拌炒。

3 沿着锅边倒入米酒呛香后，拌炒均匀，加入盐调味。

4 在锅里倒入适量水，水位需盖过食材，熬煮沸腾后即起锅。

5 在氽烫好的面条上，均匀地淋上汤料即可。

扫一扫!

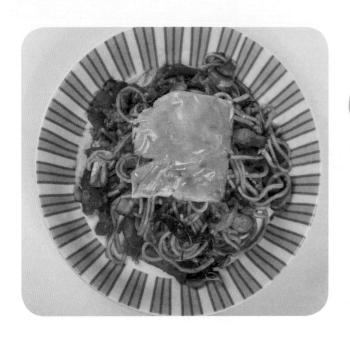

西红柿磨菇炒面

扫一扫!

材料 · · · · · · · · **做法** · · · · · · · · · · · · · · · · ·

蘑菇 5 朵
猪肉丝 50 克
西红柿 100 克
罗勒 10 克
原味芝士 1 片
油面 1 份
食用油 10 毫升
材料 A
蚝油 20 克
白糖 5 克
盐 3 克

1 蘑菇切片;肉丝剁碎;西红柿切小块。

2 起油锅,放入猪肉末炒散,再下蘑菇、西红柿一起拌炒。

3 下材料 A 及 50 毫升水拌炒均匀,放入油面炒至收汁。

4 将罗勒下锅,以面条盖住,关火闷一会儿,便可拌匀起锅。

5 盛盘后,放上一片芝士片,让面条热气慢慢将其融化即可。

蘑菇鸡片

材料 · · · · · · · · **做法** · · · · · · · · · · · · · · · · · · ·

鸡胸肉 150 克
蘑菇 70 克
芦笋 50 克
高汤适量
蛋白 1 个
生粉 5 克
淡色酱油 10 毫升
盐 5 克
芝麻油适量
米酒 5 毫升

1 鸡胸肉洗净,切片;蘑菇洗净,对半切开;芦笋洗净,切斜段。

2 鸡胸肉片中加入蛋白、生粉以及淡色酱油一起腌渍入味。

3 起油锅,将鸡肉片略炒至变白,放入蘑菇、芦笋翻炒,加米酒、盐拌炒均匀,再加入高汤煮滚后,起锅前淋上芝麻油即完成。

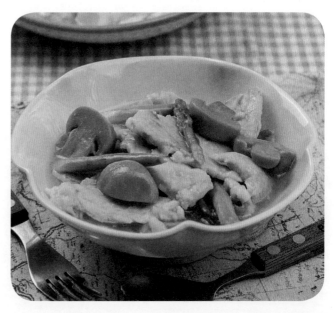

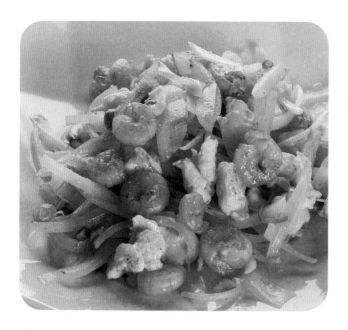

钙
虾仁洋葱蛋

材料 ・・・・・・・ **做法** ・・・・・・・・・・・・・・・

虾仁 50 克
洋葱 130 克
鸡蛋 1 个
盐 5 克
葱花 10 克
食用油适量

1 洋葱洗净，去皮、切丝；虾仁挑出肠泥后洗净，备用。

2 鸡蛋打散，先煎成蛋花块，出锅备用。

3 热油锅，放入洋葱、虾仁翻炒，加入少许清水、盐，再放入蛋花块，煮至洋葱呈透明色。

4 最后撒上葱花即可。

维生素 D
山楂烧鱼片

材料 ・・・・・・・ **做法** ・・・・・・・・・・・・・・・

鲷鱼肉片 150 克
山楂片 20 克
蛋黄 1 个
洋葱 20 克
料酒 5 毫升
姜片 2 片
辣椒酱 5 克
盐 10 克
面粉 5 克
食用油适量

1 将山楂片敲碎；洋葱洗净，切块。

2 鲷鱼片洗净，斜刀切块，加料酒、盐、蛋黄、面粉，腌渍 15 分钟。

3 热油锅，将鱼片炸至金黄色，捞起后沥干油。

4 另起油锅，爆香姜片，放入山楂片和少量水，使其溶化，再加入辣椒酱、鱼片和洋葱，放入少量水，煨煮一下，等酱汁稍收干即可。

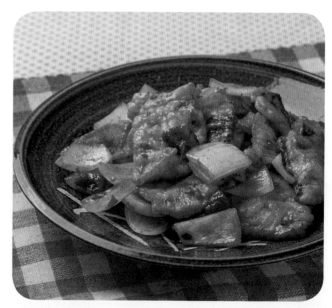

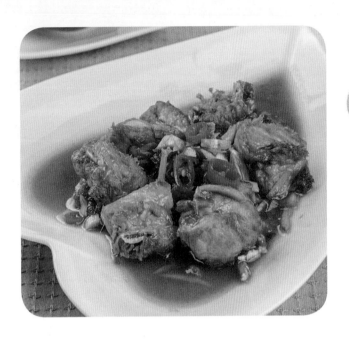

鱼香排骨

材料 .... **做法** ....

小排骨 200 克
泡红辣椒 5 克
生粉 5 克
葱末 10 克
姜丝 10 克
盐 5 克
酱油 5 毫升
米酒 5 毫升
醋 5 毫升
白糖 5 克
食用油适量

1 将排骨洗净，剁小块，用盐腌 15 分钟后裹上生粉备用。

2 起油锅，放入排骨炸透，捞出后沥油备用。

3 锅中重新倒油烧热，放入姜丝、蒜末爆香，接着加入泡红辣椒、酱油、醋、白糖、米酒翻炒。

4 等油转红后，再放入排骨翻炒，熟后收汁、撒上葱末即可。

铮

芝麻包菜

材料 .... **做法** ....

包菜 200 克
黑芝麻 5 克
盐 10 克
食用油 10 毫升

1 热锅，用小火干煸黑芝麻，炒出香味即可盛出备用。

2 包菜拨开菜叶洗净，切成粗丝。

3 取炒锅，倒入油烧热。

4 放入包菜，大火快炒至其熟透发软、菜梗部分呈现透明状，再加盐调味。

5 最后撒上黑芝麻拌匀即可。

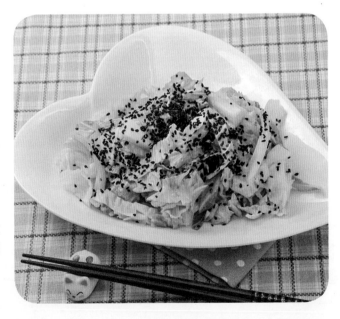

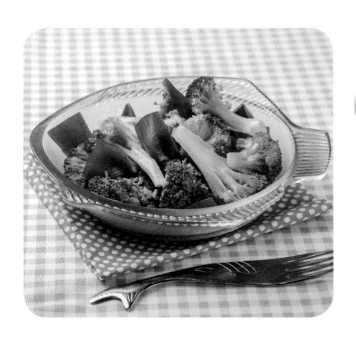

钙

花椰拌海带结

扫一扫！

材料 · · · · · · · · · · **做法** · · · · · · · · · ·

西蓝花 150 克
海带结 150 克
白糖 5 克
淡色酱油 20 毫升

1 将西蓝花洗净，取小朵；海带结洗净。

2 将白糖、淡色酱油及 50 毫升开水搅拌均匀，放在小碗备用。

3 起一锅水，将西蓝花、海带结放入煮熟，捞出沥干后便可盛盘。

4 最后，将做法 2 的酱汁均匀地淋在做法 3 的食材上即可。

维生素 D

糖醋白菜

材料 · · · · · · · · **做法** · · · · · · · · · ·

白菜 150 克
胡萝卜 80 克
白糖 15 克
醋 15 毫升
盐 5 克
生粉 15 克

1 白菜、胡萝卜洗净，切斜片。

2 将白糖、醋、盐、生粉放在小碗里搅拌均匀，调合成酱汁。

3 起一锅，加入少许水焖煮白菜，再放入胡萝卜，待胡萝卜熟烂后将酱汁倒入熬煮至食材入味即可。

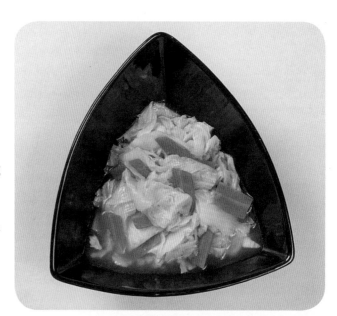

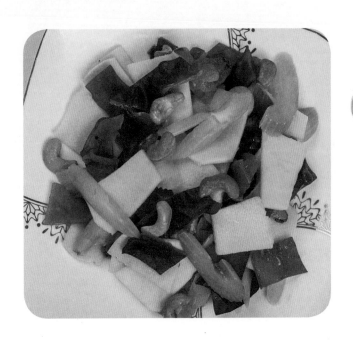

腰果木耳西芹

材料 · · · · · · · · ·

黑木耳 50 克
竹笋 50 克
西芹 50 克
腰果 25 克
姜 15 克
盐 5 克
芝麻油 5 克
食用油 5 毫升

做法 · · · · · · · · · · · · · · · · · ·

1 黑木耳、竹笋洗净，切片；西芹洗净，切斜刀；姜洗净，切片。

2 起油锅，放入姜片爆香，以提升整道菜的香气。

3 加入黑木耳、笋片及西芹拌炒均匀，炒至熟透便可。

4 待黑木耳呈现熟烂状态，加入腰果一起拌炒至香味传出，最后加入盐及芝麻油搅拌均匀即可盛盘。

腐竹蛤蜊汤

材料 · · · · · · · · **做法** · · · · · · · · · · · · · · · · · ·

豆腐皮 150 克
蛤蜊 300 克
芹菜 10 克
盐 10 克
高汤 500 毫升
芝麻油 5 毫升

1 将蛤蜊放入淡盐水中浸泡，使其吐沙，再用清水洗净，沥干水分。

2 豆腐皮洗净，用清水泡软，沥去水分，切成小段。

3 芹菜择去叶片，洗净后切成细末。

4 锅中加高汤烧沸，先放入豆腐皮段煮沸，再放入蛤蜊煮至壳开。接着加入盐、芝麻油及芹菜末，煮至食材入味即可。

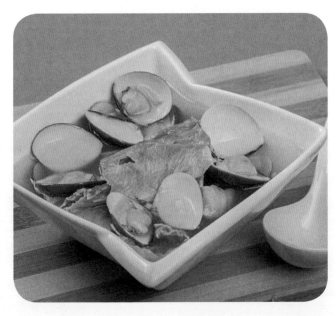

钙
山药鲈鱼汤

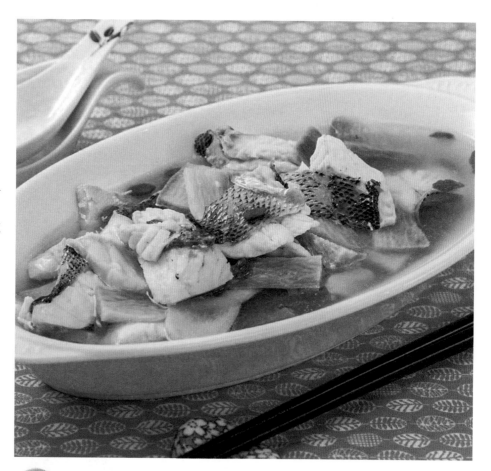

材料 · · · · · · · · · · · · · · · ·

鲈鱼 500 克　　米酒 5 毫升
山药 150 克　　盐 5 克
枸杞 10 克　　　胡椒粉 2 克
葱段 10 克　　　白糖 2 克
姜片 10 克

小常识

此道料理中的山药，除了含钙量丰富外，还富含多种维生素和其他矿物质，具有降血糖、血压和血脂的保健功用，是公认的健康好食材！

做法

1 将山药洗净去皮，切成滚刀块，枸杞用清水浸泡 20 分钟备用。

2 鲈鱼去头，去骨，将鱼肉切成片备用。

3 取汤锅，加入适量水煮沸，放入葱段、姜片、鱼骨、米酒，盖上锅盖，焖煮 3 分钟。

4 放入山药和鱼片后，加入盐、胡椒粉、白糖调味，转小火并将鱼骨捞出。

5 最后再加入枸杞，待汤汁煮沸即可。

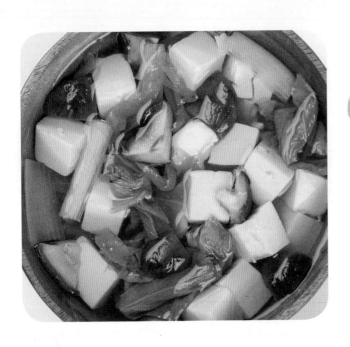

铁
白菜豆腐汤

材料 · · · · · · · ·

豆腐 200 克
香菇 3 朵
小白菜 150 克
盐 5 克

做法 · · · · · · · ·

1 香菇洗净后，去蒂头并一起切块；白菜洗净，切段；豆腐切块，盛盘备用。

2 起一锅水，加入香菇、小白菜一起熬煮，待沸腾后加入豆腐继续熬煮。

3 待小白菜熬煮熟烂后，放入盐搅拌均匀，即可关火、盛盘。

锌
蛤蜊丝瓜面线

扫一扫!

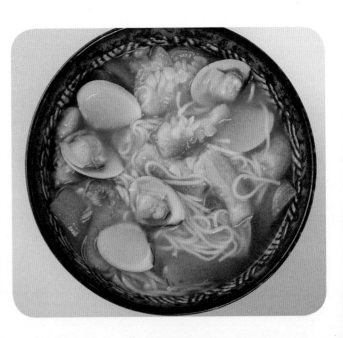

材料 · · · · · · ·

丝瓜 20 克
蛤蜊 8 个
姜 5 片
虾米 5 克
面线 1 份
芝麻油 5 毫升
盐 5 克
米酒 20 毫升

做法 · · · · · · ·

1 丝瓜切成条状；面线氽烫备用，去除杂质及咸味即可捞起，无需熟透。

2 以芝麻油爆香虾米与姜片后，放入丝瓜拌炒，再放入 250 毫升水及盐一起熬煮。

3 汤汁沸腾后，下蛤蜊并盖上锅盖焖煮，待蛤蜊打开后，下面线再熬煮一会儿。

4 起锅前淋上米酒即可。

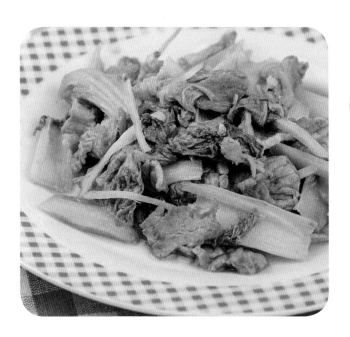

铁
小白菜猪肉片

材料 · · · · · · ·

猪肉 50 克
小白菜 150 克
生姜 4 片
盐 5 克
食用油 5 毫升
芝麻油 5 毫升
酱油 5 毫升

做法 · · · · · · ·

1 猪肉切成适当片状后，加入酱油腌渍 15 分钟。

2 小白菜洗净，切段；生姜洗净、去皮，切成细丝备用。

3 热油锅，将姜丝放入爆香，再加入猪肉片拌炒至八分熟，接着放入小白菜炒熟。

4 撒上盐炒匀后起锅，拌入少许芝麻油即可。

锌
芝麻拌银芽

材料 · · · · · · ·

豆芽菜 300 克
蒜泥 5 克
葱花 15 克
盐 5 克
白芝麻 15 克
芝麻油 20 毫升

做法 · · · · · · ·

1 将豆芽菜洗净，拔去根部，即为银芽。

2 将银芽放入内锅中，加水淹过食材，再放入少许盐。

3 将内锅放到电锅中，外锅倒入 100 毫升水，按下开关，蒸至开关跳起后过凉水，再沥干备用。

4 银芽中依序加入蒜泥、葱花、白芝麻、芝麻油、盐拌匀即完成。

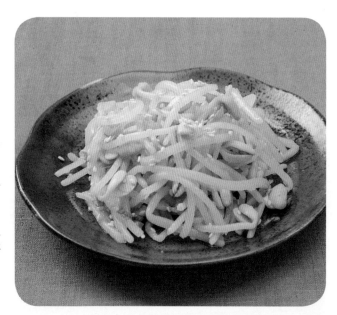

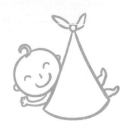

怎么动才对？

怀孕中期的妈妈可以做一些强度比初期稍高的运动，如爬山、快走、有氧舞蹈等，这些都是妈妈运动的好选择。

摇摆骨盆运动

首先，仰卧在沙发或床上，接着吸气并收紧臀部肌肉，呼气时放松，反复练习5次，每日可进行3次。此举可减轻腰背酸痛的状况。

压膝运动

坐在沙发或床上，将双脚脚心合起，使双脚和两膝尽量靠近身体一侧，双手置于膝上，缓缓下压，再松开，反复练习5次，每日练习3次。此举能够增加骨盆底的可动性和肌肉的韧性。

压背、拱背运动

跪在地上，双手扶地，两膝保持与肩同宽，先做深呼吸，然后吸气抬头，使腹部朝地面下压，让背部下沉，呼气低头，收缩臀部，将背部及腰部拱起，反复练习5次，每日进行3次。此举能减轻腰酸背痛。

凯格尔运动

凯格尔运动，又称缩肛运动，是美国医生阿诺·凯格尔在1948年所发表与推广的运动。凯格尔运动是专门针对盆腔底部肌肉的加强运动，通过反复收缩及放松肛门、尿道口和阴道周围的肌肉，可加强训练盆腔底部肌肉。另外，凯格尔运动可帮

Tips

凯格尔运动第一阶段

1. 站立，双手交叉置于肩上，脚尖呈90度，脚跟内侧与腋窝同宽，用力夹紧。保持5秒钟，然后放松。重复此动作20次以上。
2. 简易的骨盆底肌肉运动可以随时随地进行，如在步行时、乘车时、办公时都可进行。

凯格尔运动第二阶段

1. 仰卧在床上，身体放松，双膝弯曲，专注于提肛收缩的动作；特别要注意的是双腿、双臀以及腹肌都不能用力。
2. 收缩臀部的肌肉向上提肛。
3. 紧闭尿道、阴道及肛门，感觉像憋尿。
4. 保持骨盆底肌肉收缩5秒钟，然后慢慢地放松，5~10秒后，重复收缩。每天做骨盆底肌运动1~2回，每回10分钟。运动的过程中，照常呼吸、保持身体其他部分放松。可以用手触摸腹部，如果腹部有紧缩的现象，则运动的肌肉有误。

助强化尿道和肛门括约肌的功能，进而预防或改善尿失禁、频尿、漏尿、夜尿等症状；亦可增加阴道肌肉的弹性与敏感度，让性生活更美满。最重要的是，它可以避免妈妈在生产时阴道组织撕裂，使生产更加顺利。

在做凯格尔运动之前，可先利用以下方法测试自己的盆底肌肉弹性是否良好：排尿中途试着停止排尿，看看能否忍住。如果能够很轻易、快速地做到，表示这部分的肌肉弹性很好；如果做不到，妈妈就可以通过进行凯格尔运动来加强肌肉弹性。

慢跑

慢跑是一项非常适合怀孕中期妈妈的运动，因为慢跑属于有氧运动，并有一定强度，需要持续一定时间，而不会过度消耗摄入的氧气。慢跑对妈妈有许多益处，能加强妈妈的心肺功能，还能促进身体对氧气的吸收，加强血液循环，增加肌肉力量，并消除背痛、腰痛，更能增加身体耐力，而为困难的生产过程做好准备，还可调节血压、血糖，并有效控制体重，让妈妈在孕期保持健康体态，也防止宝宝过分吸收营养而变得太胖。

需要注意的是，妈妈运动时，要控制运动量的大小，以稍感劳累为限，并在运动期间避免挤压和剧烈震动腹部，如急跑、跳跃、举重等剧烈运动，必须绝对禁止，以免引起早产或流产。

训练肩颈

1.盘腿，两手放在膝盖上，伸直腰板，脸朝前方。然后脖子向左向右歪至45度，使其颈部和腰部有紧绷感。

2.以(1)为基本姿势，背部和头部向前倾，直至接触

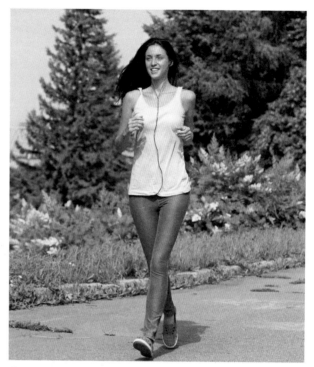

⬆ 妈妈在怀孕中期非常适合慢跑。

地板。

3.结束前面两个动作后，伸直腰板，双手不离膝盖。及时调整呼吸，反复地吸气、呼气。

训练踝关节

1.双手向后撑地，重心移至双手，两腿并拢伸直。这时伸直背部和颈部，脸朝前方，脚趾使劲往下压。

2.保持(1)的基本姿势，脚趾朝腿方向伸直。反复做(1)的动作。

瑜伽

腹背肌运动

❶挺直背部，盘腿而坐，两臂上举，掌心相对，深呼吸，手臂向上伸展。

❷十指交叉，手臂向外翻转，掌心朝外，身体向右侧弯曲伸展。

❸身体再向左侧弯曲伸展。每天早晚各做3分钟。

功效

加强腹背肌运动，可松弛腰关节，增强背部力量，伸展盆骨肌肉，帮助两腿在生产时能尽量分开，顺利娩出胎儿。

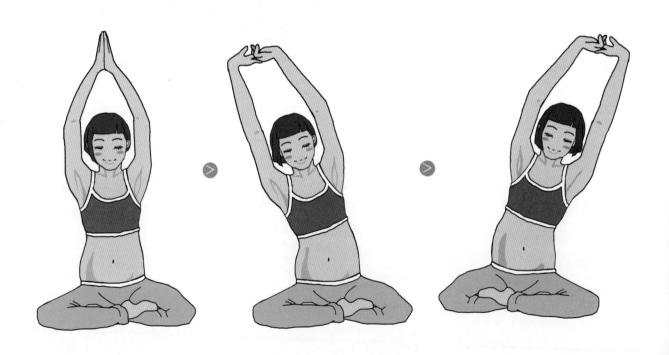

猫式

❶ 跪于垫子上，成四角板凳状。双手分开与肩同宽，双膝分开与髋同宽，重心置于双手和双腿之间。

❷ 吸气，抬头挺胸，塌腰提臀，眼睛看向天花板，伸展整个背部。

❸ 呼气，含胸低头，脊柱向上隆起，眼睛看向收紧的腹部。重复此式3~5次。

❹ 恢复到起始姿势，吸气、抬头、向后抬起左腿与地面平行，保持2~3个呼吸；再呼气时，恢复到起始姿势，稍作休息，做另一边。

功效

此练习可以柔韧强壮脊柱，特别是腰椎，可有效缓解妈妈腰酸背痛的困扰，还能强健神经系统，改善血液循环。

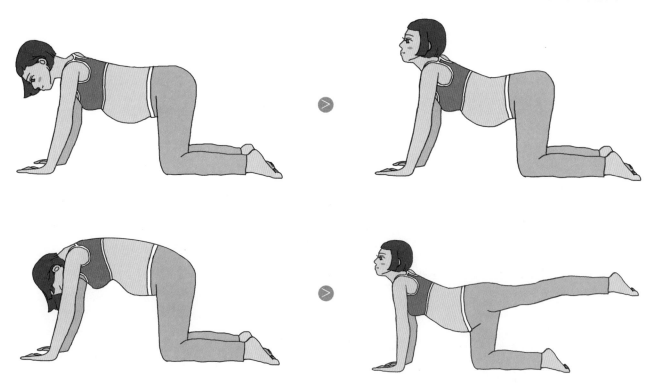

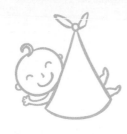

怎么教才对？

宝宝的五官至此时已发育得更加成熟，妈妈在这个时期进行有关五感的胎教，会有更好的效果。

嗅觉胎教

宝宝的鼻子早在孕期第2个月就开始发育了，到了第5个月，宝宝的嗅觉功能也已进一步地发展。不过由于宝宝被羊水所包围，所以其嗅觉功能发展还是依赖于母体给他的刺激，例如妈妈闻到好闻的味道，并将这种感受传给胎儿，从而促进胎儿的嗅觉发育；或是在负离子丰富的大自然空气中，妈妈通过嗅觉将新鲜空气传递给胎儿，就能促进多种神经传达物质的合成，有益于其大脑的发育。其他如芳香疗法、沐浴和饮花草茶等方法，都算是嗅觉胎教。

妈妈在进行嗅觉胎教的同时，要小心选择所使用的香精油和花草种类的品质和安全性，并要熟知其安全用量，再进行尝试。

味觉胎教

经美国和法国专家研究，皆发现婴儿的味觉喜好，有某部分是在其母亲怀孕期间养成的。在法国实验中，一组孕妇在怀孕期间常吃带茴香味道的食物，而她们所生的婴儿一出生就被茴香的味道所吸引，4天后更对茴香展现出喜好；另一组孕妇在怀孕期间不吃带茴香味道的食物，她们的婴儿在四天后对茴香的反应则是感到恶心。美国专家的实验则是让孕妇在孕期最后3个月，每个礼拜喝4天的胡萝卜汁，并持续3个星期，而后对这些孕妇的宝宝做测试，结果发现他们更偏爱胡萝卜的味道。

由此可知，妈妈在怀孕期间所吃的食物的味道，对胎儿味觉的形成和喜好有很大影响，因此在胎儿味觉快速发展的怀孕中期，进行味觉胎教是非常有必要且有益处的。妈妈在此时应养成良好的饮食习惯，不偏食、不暴饮暴食、多品尝营养丰富的健康食品，不但可促进宝宝的味觉发展，也可为未来的宝宝建立更健康的味觉喜好。

语言胎教

在宝宝发展了成熟听力之后，就会开始好奇地四处倾听外界的声音，此时爸妈可以把想对宝宝说的话都倾诉给宝宝听，只要是快乐的、乐观的、积极向上的，对宝宝都是有益的。时间则要掌控好，不要过于频繁，以免打扰宝宝休息，每天的语言胎教不要超过5次，每次不要超过20分钟。

而宝宝在妈妈的肚子里和妈妈每天朝夕相处，爸爸是不是有时会觉得自己和宝宝相处或沟通不够呢？语言胎教就是爸爸和宝宝相处的好时机，因为研究显示，让宝宝经常听一听来自爸爸的男中音，能够促进宝宝记忆力的发展，让宝宝出生后更聪明。因此爸爸和宝宝的持续对话对宝宝来说是非常重要的，爸爸可以养成每天跟宝宝说说话的习惯，并且可以天南地北地聊：例如今天又有什么有意思的消息了、科学家们又发明什么先进的科技了、又发生什么爱心救助的善行了、爸爸今天又买了什么好玩的东西了、爸爸的朋友今天发生什么趣事了，等等，只要是有趣、令人感到快乐的，且是积极向上的事情，就都可以说给宝宝听。如果爸爸能将这种爱好延续到宝宝出生，并且持之以恒至婴幼儿期，会对宝宝产生很大的正面影响，除了让他更聪明、博学外，也会让他感受到来自爸爸的关爱及关注。

除了讲一些生活小故事或是趣闻给宝宝听以外，爸妈也可以在确定宝宝名字之后，开始经常以名字呼唤宝宝，这样可以让宝宝对自己的名字产生熟悉感。在出生之后，当爸妈再呼唤这个名字时，就能让他产生一种安全感，使哭闹明显减少，宝宝甚至还会表露出愉悦的情绪。

最后，要提醒爸妈，针对宝宝所进行的语言胎教是有固定时间的，但是其实宝宝在任何时间内都能听到外界的声音，因此就算在没有进行胎教的时间里，爸妈还是要注意自己的言行举止，暴躁愤怒、语调高亢、过于激动的言语都会对宝宝产生刺激和影响。可知语言胎教是时时刻刻的，爸妈要严格要求自己。

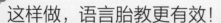

这样做，语言胎教更有效！

1.视觉化语言

在进行语言胎教时，爸妈要尽可能将所说的事情视觉化，例如原本要讲"我拿起一个杯子"，爸妈可以表达成"我拿起一个大大的、黄色的杯子"。宝宝虽然看不到爸妈所说的这些东西，但借由描绘出事物的生动形象，无形中可以让宝宝也对事物有更深刻的感受，并且

更成功地刺激宝宝的大脑开发。

2.形象与声音结合

小孩的注意力容易被鲜艳的颜色和有趣的声音吸引，而胎儿也是一样，但因为宝宝还看不到外面的世界，因此我们可以先从声音方面着手。在进行语言胎教时，妈妈可以先在脑中把所讲的内容形象化，然后再用活泼动听的声音将画面讲述给宝宝听。如此一来，宝宝将更容易跟妈妈一起进入故事里，而妈妈所要表达的内容也会顺利通过形象和声音输入宝宝的脑中了。

3.形象和情感融合

如果爸妈毫无感情地说着故事，宝宝也会听得索然无味，自然不会有好成效，所以当爸妈进行语言胎教时，要创造出情景相生的意境，例如到了大自然中散步，一边走一边看，感到轻松愉快，有一种安详、宁静的情绪荡漾在心头的感觉。这时，你就用这样的心情把所见所闻讲给宝宝听，除了视觉化语言和结合声音，妈妈再将对话与自己的心情、情感融合，让宝宝可以一起与妈妈共享这份温暖的快乐。

妈妈大疑问

Question 01 摄取哪些物质对宝宝有益？

进入怀孕中期，宝宝的大脑开始加速发展，妈妈可以开始摄取能够帮助宝宝大脑开发的有益物质，其中包含了DHA、EPA和GA，适当地对这三种物质进行补充，能让宝宝具备更加优秀的大脑功能。

1.DHA

DHA为一种不饱和脂肪酸，对人体来说是非常重要的物质，主要功效为增进脑部和视觉发展。许多研究指出，妈妈若在孕期间多多补充DHA，可对宝宝的智商、认知发展、形状辨识、语言学习、口语表达、注意力以及手眼协调都有正面的效果。

而在怀孕中期至后期，是宝宝的快速成长期，妈妈可把握此时期补充DHA，含DHA的食物有深海鱼类，如三文鱼、金枪鱼、旗鱼、鳕鱼等，其中鱼的眼窝脂肪则是DHA含量最丰富的部位。此外，也有DHA藻油或是鱼油制品，都是妈妈的好选择。另外也可搭配含有高蛋白和钙质的食物，如豆腐、牛奶、豆浆、鸡蛋等，可以提高吸收率。进补的同时妈妈也须注意要挑选安全健康、没有受到污染的深海鱼类来进行食用，并采取清蒸或烘烤的方式，可保留最多营养。

2.EPA

EPA与DHA皆为Ω-3的脂肪酸，但两者功效却不尽相同，刚刚我们提过DHA主要功效是在大脑和视觉发展及保育方面，而EPA主要功能则是清理血管、降低血脂、保护心血管、预防心血管疾病等，有"血管清道夫"之称。

EPA和DHA同样存在于深海鱼内，因此吃深海鱼可同时补充EPA和DHA，市面所贩售的制剂通常也都含有EPA和DHA两种营养。

3.GA

即神经节苷脂，可使宝宝出生后的感觉更加灵敏，思维更加敏捷，记忆系统的容量扩大，记忆时间也更长久，因为GA可促使大脑在记忆和认知过程中更快、更多地储存信息。故妈妈可多吃海鱼、牡蛎等食物，或含有GA的营养制剂和孕妇奶粉等，均能有效补充GA。

Question 02 哪些营养对宝宝视力有益?

1.维生素A

维生素A是维护人体正常视力的主要营养物质，并且能帮助制造泪液，避免夜盲症和干眼症的发生。妈妈多补充维生素A，可避免宝宝眼部畸形，或患上先天性白内障。若想要摄取维生素A，可从苹果、胡萝卜、南瓜、深色的蔬菜和水果、鱼肝油、肝脏和奶蛋类中获取，同时可以搭配摄入一些脂肪、维生素E和卵磷脂，以提高维生素A的吸收率。

但妈妈也要注意不可摄入过量，否则容易导致胎儿出现先天性异常，如唇裂、颚裂、脊柱裂、无脑、脑积水、血管异常或耳部、眼部、泌尿系统出现异常等。

2.B族维生素

B族维生素可以维持神经系统健康，并参与视神经代谢，还可以保护眼睑与角膜，其中又以维生素B_1和维生素B_2为视觉神经的营养来源之一。缺乏维生素B_1会使视觉容易疲累，视觉迟钝及眼球出现颤抖的情况；缺乏维生素B_2则会导致眼球结膜充血、疲劳、干涩，严重的话则引起角膜炎和视神经炎。维生素B_1可从全谷类、坚果和猪肉中摄取；维生素B_2则可从全谷类、绿色蔬菜和牛奶中摄取。

3.α-亚麻酸

α-亚麻酸是组成宝宝视网膜细胞的重要物质，能促进视网膜中视紫红质的生成，提高宝宝的视力水平。妈妈可从亚麻籽油、紫苏籽油和坚果类食物中摄取该营养物质。

4.牛磺酸

牛磺酸能提高视觉功能，促进视网膜发育并保护视网膜，孕妇食用的话可促进胎儿眼部发育。妈妈可通过贝类、海带、章鱼等食物进行补充。

吃什么让宝宝皮肤更白、更好?

有人认为妈妈若在孕期吃了许多白色的食物,如梨子、番石榴、豆腐、牛奶等,生出来的宝宝就会比较白;而吃了暗色的食物,像酱油,就会生出肤色较黑的宝宝。其实这是以讹传讹的流言,妈妈不要轻信。

宝宝肤色的主要影响因素为遗传基因,父母基因在结合时,其实就已经决定宝宝皮肤中的黑色素含量。那么,这难道代表没有任何办法能让宝宝肤色更白吗?

其实是有的,怀孕期间妈妈可多吃一些富含维生素C的食物,将会对宝宝的肤色有一定的白净作用,因为维生素C对皮肤黑色素的生成有干扰作用,可以减少黑色素的沉淀,使生下来的宝宝皮肤有机会变得较为白嫩细腻。富含维生素C的食物有冬瓜、洋葱、大蒜、西红柿、葡萄、柑橘、苹果等,其中尤以苹果效果为最佳。

如果爸妈不想要宝宝皮肤过于粗糙的话,妈妈则可以尝试多食用一些富含维生素A的食物,因为维生素A能保护皮肤上皮细胞,使生下来的宝宝皮肤更加细腻有光泽。富含维生素A的食物有动物肝脏、蛋黄、牛奶、胡萝卜、西红柿以及绿色蔬菜、水果和植物油等。

● ●

怀孕吃哪种油比较好?

人类几乎每天都会吃到油,因此我们必须非常重视油的品质。我们必须对油品有更深入的了解与认识,才能避免为自己和家人在三餐中添加了许多不健康的物质。

食用油分为动物性油脂和植物性油脂,动物性油脂如猪油、牛油、鸡油等,被认为是较不好的油,因为其饱和脂肪酸含量高,容易导致心血管疾病。但其实用动物性油脂比用多数植物性油脂油炸还来得健康,因为动物性油脂较耐高温,在高温油炸下较不容易产生自由基。植物性油脂如玉米油、葵花籽油、稻米油等,因为不饱和脂肪酸较高，被认为是比较健康的油。

接着，我们必须学会判断油品好坏，要从油的透明度、有无沉淀物和分层来决定，高品质的油在光照之下，会呈现清亮无雾状、无沉淀或悬浮物、无杂质、透明度好、黏度较小，若有分层现象，很可能是加了假的混杂油。此外，可选择经过国家安全认证，并且拥有良好信誉的公司的品牌，因其油品应有一定品质。

妈妈在挑选食用油的时候，则主要考虑选择对自身及胎儿有益的油品，如富含维生素和矿物质的食用油，或是亚麻酸含量较高的亚麻油、玉米胚芽油等。另外，建议妈妈食用富含不饱和脂肪酸的食用油。例如油茶籽油，其含有丰富的维生素E，并且能够促进矿剂的生成和钙的吸收，对宝宝的大脑发育和健康有正面作用。

· ·

Question 05　妈妈可以吃罐头食品吗？

罐头食品通常可以保存很长一段时间，让人们怀疑罐头里到底有没有加入防腐剂。实际上，在罐头的制作过程当中，利用了专业的杀菌技术，加上罐头容器为一密闭空间，防止外界微生物入侵以避免食物的腐败，可知罐头食品得以存放良久不是因为防腐剂，妈妈不需要太过担心。

但我们也无法确定市面上所有罐头都没有添加防腐剂，因此妈妈还是尽量选购有信誉的商品。此外，罐头容器的涂料会否影响到食品的安全性，亦有待商榷，因此我们还是建议妈妈尽量食用健康且未经过加工的食物。

· ·

Question 06　妈妈脸上为什么出现红血丝？

由于怀孕期间血管敏感，当遇热或遇冷时，血管会出现扩张或收缩加剧的情况，导致毛细血管遭到破坏，脸上因而出现红色血丝。对于这种现象，妈妈不要太过在意，也不要刻意用含有化学成分的化妆品掩盖血丝，只要注意洗脸时的水温避免过冷或过热，以35℃为宜即可。并且在昼夜温差或室内外温差较大的时候，注意在出门和进屋时及时增减衣物，如此可避免皮肤受到骤冷和骤热的交替刺激，进而改善脸部红色血丝的现象。

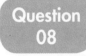

Question 07　妈妈洗澡如何更安全？

到了怀孕中期，妈妈肚子的隆起程度已经会让妈妈有些许的行动不便。而每天需要进出的浴室，对妈妈来说更是一大挑战，因为除了妈妈的行动不便，浴室地板湿滑和不流通的空气也会容易造成妈妈和胎儿的危险。以下防护措施可以帮助妈妈享受轻松的洗澡时间：

1.准备防滑鞋、垫

对孕妇而言，在浴室发生最严重的意外莫过于跌倒，因为跌倒可能导致流产，另外也可能导致骨折或瘫痪等严重意外。因此妈妈在浴室内时，必须非常注意止滑的问题。地板一定要全部铺上防滑垫，如果妈妈是站在浴缸里洗澡，则浴缸里也要铺上防滑垫，或是妈妈也可穿着防滑鞋洗澡，防止不慎脚滑摔倒。

2.准备小椅子

妈妈可以带一个稳固的小椅子进入浴室，以便坐着洗澡防止疲累。在妈妈感到头晕不适的时候，也可以坐在椅子上，避免摔倒的可能。

3.保持通风

淋浴空间一定要保证空气畅通，因为妈妈比正常人更容易缺氧，所以妈妈在洗澡时一定要将窗户打开，并将门敞开一些缝隙，或者保持半开状，以保证妈妈空气充足。而若洗澡时卫生间的门紧闭，建议妈妈不要上锁，如此一旦发生意外，也方便家人或急救人员进入浴室救助。

4.妈妈在洗澡时可以将手机带进浴室，并放在离自己不远的地方，万一在浴室发生意外，家里又没人的话，可以及时拨打求救电话。

· ·

Question 08　妈妈如何上下楼？

孕期间有些妈妈会担心频繁地上、下楼会影响到腹中的胎儿，认为稍有不慎就可能对胎儿造成伤害，实际上只要楼层数在四楼之内，建议妈妈可以爬楼梯上楼。因为适度地爬楼梯对妈妈来说是一种锻炼，可以增强妈妈的心肺功能，还能活动骨盆。但不建议妈妈下楼梯也用走的，因为下楼梯会对膝关节造成持续的冲击，并增加脊椎的负担，还有可能因为重心不稳摔倒，引发流产等意外情况，因此妈妈下楼梯时可尽量使用电梯，避免造成各种伤害。

Question 09

妈妈可以搭飞机吗?

怀孕初、中期,妈妈是可以放心搭乘飞机的。除非在孕期中有出现某些症状,如腹痛、子宫早期收缩、前置胎盘等,否则此时期的妈妈搭飞机是没有问题的。

但到了怀孕后期,妈妈可能就会被限制不能搭飞机,因为在后期比较有可能有无法预测的情况发生,例如突然要生产等,以机上不够完备的专业人员及医疗设备来帮助生产,可能造成母婴危害。此外,高空的气压变化、乱流与电离辐射也有可能导致早产。因此,多数航空公司会限制怀孕在28~36周之间的孕妇要拥有医生开立的适航证明,并不接受预产期在4周以内的孕妇搭乘飞机。

Question 10

怎么听胎音?

从孕期5月开始,爸妈就可以每天通过听诊器或胎音器测听胎音了。首先,妈妈要将尿液排空,仰卧躺在床上,然后将听诊器或胎音器的听筒放在自己的肚脐与耻骨之间,就能听到类似时钟所发出的滴答声,那就是胎音了。爸妈听到的心跳应在每分钟120~160下之间,若超出这个范围,或是跳动不规则,宝宝可能有异常,应马上就医进行诊断。

从24周开始,测听胎音的位置就会变得不固定起来,需要爸妈四处寻找。如果宝宝头朝上,就要往妈妈腹部中间的两侧寻找;如果头朝下,则可在下腹部的两侧找到。

Part 4
迎接宝贝到来！怀孕后期

时间很快地来到了怀孕的最后一个阶段，妈妈与宝宝朝夕相处了6个月，共同经历了许多不适，也一起感受了新生命的喜悦。眼看再过3~4个月，宝宝就要离开妈妈的肚子，诞生在世界上，妈妈是否在感到开心的同时，也有点舍不得呢？让我们一起和妈妈把握剩下和宝宝孕期相处的时间，给宝宝最好的照顾与爱护！

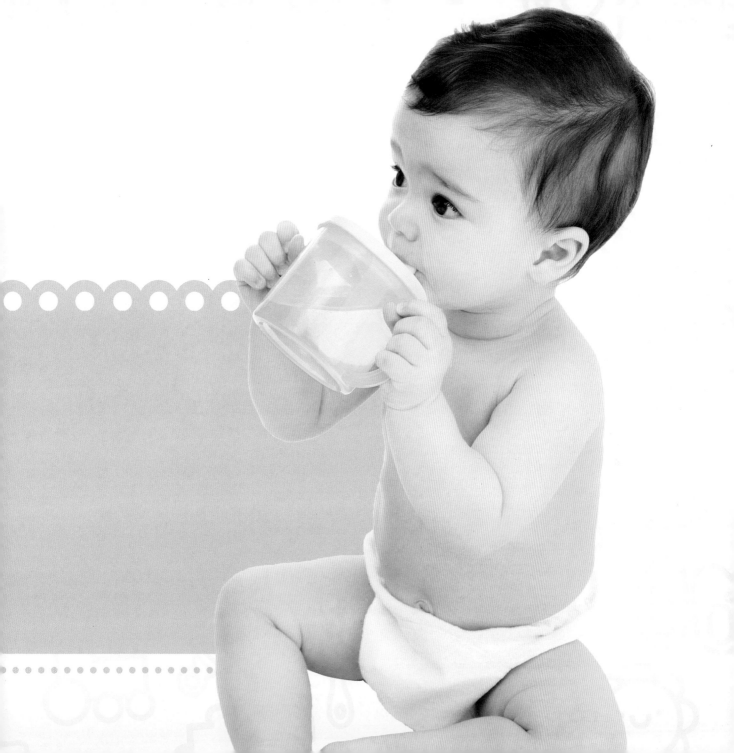

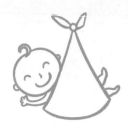

相关小知识

在孕期的最后阶段中，妈妈会面临怎样的生理变化呢？此时期又有什么该注意的小知识呢？让我们带着爸妈一起来了解！

妈妈和宝宝的生理变化

妈妈

体重与身型

孕期第7个月时，妈妈体重迅速增加，因为胎盘增大、胎儿成长和羊水的增多，每周可增加约500克。日益加重的负荷让妈妈在此时期非常容易重心不稳，因此走路时要注意脚下，不要走在颠簸不平或有障碍物的路上，避免摔跤，也可换更加舒适好走的鞋子。

怀孕第8个月时，妈妈的体重会增加1300~1800克，每周也像7月时一样大约增加500克；孕期9月时

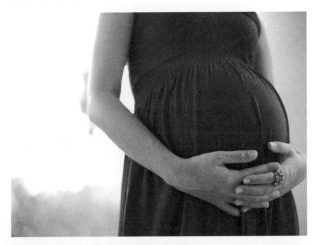

⬆ 增大的腹部易使妈妈重心不稳。

体重共增加11~13千克；到孕期最后一个月，体重将会达到高峰期，而宝宝的体重还会继续增加，为了不让宝宝过度成长为体重在4000克以上的巨婴，妈妈要避免过度摄入热量。

乳房

妈妈在孕期7月时，乳房偶尔会分泌出少量乳汁，这是非常正常的；而到了8月乳房会高高隆起，在乳房、腹部以及大腿皮肤上出现的一条条淡红色的纹路会明显增多。另外，由于激素的作用，乳头周围、下腹、外阴部的颜色日渐加深；9月时乳腺和乳腺导管将继续发育，并会完全具备分泌乳汁的能力了；到10月则会有更多乳汁从乳头溢出。

子宫

在怀孕后期，子宫对妈妈体内器官的挤压程度达到最高点，子宫对心脏和肺部的压迫会使妈妈感到胸口憋闷、呼吸困难，还可能出现呼吸急促、气喘、心悸、心律不整等现象。此时生理性的子宫收缩开始出现，会使妈妈的腹部开始变胀或变硬；到了8月时，子宫向前挺得更为明显，不断膨大的子宫使妈妈的腹壁愈发紧绷，暗紫色的妊娠纹也更为明显。此时妈妈会感到肚子偶尔出现一阵阵的发硬和发紧，这是正常的假性宫缩现象，不必过于惊慌，而若发生早产宫缩的话，就要马上就医。

怀孕第9月，子宫继续在往上长，已经升到胸口

左右。骨盆和耻骨连接处的肌肉和韧带继续松弛，全身的关节和韧带也开始松弛，外阴变得柔软肿胀，这些现象都是身体在为生产所做的变化。

不适感与疾病

进入怀孕后期，许多东西从初期、中期以来一直存在的不适感可能还会持续出现，加上此时的子宫为最大的状态，挤压所造成的不适亦会达到最高点。除了妈妈会出现的不适感外，也要小心肚内胎儿的状况，此时比初、中期更为频繁的产检，就是为了帮助妈妈监测宝宝的状况。妈妈对自身所出现的异常警觉度也要提高，以防意外的发生。

每个妈妈在不同怀孕阶段的感受不尽相同，并可能会在不同时间点经历同样的症状，前面我们提过很多不适的症状，有许多在怀孕后期还是会出现，并有加剧的现象，因此以下再为妈妈们做一次重点提示：

1.疲劳

到了怀孕后期，不断扩大的子宫会让妈妈整天"带球跑"，所导致的倦怠感会让妈妈在生活中经常感到无力、嗜睡，即使晚上睡眠充足，疲劳感还是挥之不去，加上接近生产，也会对妈妈造成一定的心理压力，种种因素使得妈妈感到提不起劲。建议妈妈在此时可尝试更为健康，并且营养充足的饮食，并搭配先前提过的营养蔬果汁，如苹果柠檬汁、火龙果水梨汁等；其次，妈妈要远离促使疲劳或过于繁重的工作，让身体得到足够的休息；保持生理健康的同时，也要注意心理的健全，妈妈要试着舒缓随着生产接近而升高的紧张情绪，保持心理愉悦，妈妈可通过听音乐、看电影、出游户外等兴趣来调节此时的心理状态；最后，爸爸要记得在此时加强对妈妈的呵护和照顾，帮妈妈准备营养美味的饮食、为妈妈按摩、对妈

妈不时的关心，这些小动作都可以让妈妈在生理及心理上都更加有安全感，进而提升身心灵状态。

2.失眠

怀孕期间各种不适感会加重妈妈失眠的症状，加上愈到怀孕后期，胀大的腹部会让妈妈不管使用任何睡姿，在夜晚都感到无法顺利进入睡眠。针对此症状，有多种方法提供给妈妈参考：如可多吃富含铜的食物、晚餐吃小米粥、睡前喝一杯热牛奶或吃一个苹果、睡前按摩脚底或聆听有节律的音乐，或是在床头放一个剖开的柑橘，都可以有效缓和失眠。

3.水肿

孕期内分泌的改变加上子宫增大导致血液回流受阻，会使妈妈出现水肿情况，尤其容易出现在下肢。可以通过每天泡脚及按摩、抬高双脚、适度运动、充足休息和穿弹性袜来改善水肿，其中穿弹性袜是非常有效的方式。

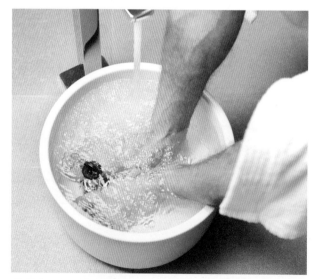

↑ 妈妈可通过泡脚改善水肿。

4.易喘

妈妈在怀孕时，由于血容量的增加，加上子宫对肺部的压迫，会使得妈妈在生活中常感到喘不过气。为防此种情况发生，妈妈要记住动作不要过大、走路或爬楼梯都要以缓和的速度进行、时常做深呼吸增进血液循环、避免到人潮拥挤的地方、保持有助于呼吸顺畅的坐姿和睡姿。最后，保持心情愉快，亦可改善妈妈的易喘症状。

5.乳房胀痛

体内激素的分泌促使妈妈在怀孕期间，乳房会呈现胀大及胀痛的状态，并且愈到后期愈严重，此时妈妈不宜对乳房做过度的刺激，但适度的按摩是有助于缓解胀痛感的。因此建议妈妈可以在洗澡或睡前时对乳房进行轻度的按摩，并持续2~3分钟，可以帮助乳腺畅通；并且要随着乳房尺寸的增加而更换新内衣，以免尺寸过小的内衣对乳房造成压迫。

6.胃灼热

胃灼热通常发生于怀孕中、后期，症状源自于子宫的压迫导致胃里的内容物逆流。而若症状持续至怀孕末期，妈妈有可能患有逆流性食道炎或是胃溃疡，必须就医检查。

防止或改善胃灼热症状，妈妈必须注意平时要维持少量多餐的习惯；避免食用刺激性食物以及油腻的食物；戒掉会引起胃酸回流的茶及咖啡；改掉抽烟的习惯，因抽烟会加速胃酸分泌；并谨记睡前2小时不宜进食，包括午睡和夜间睡眠。

7.腰酸背痛

从中期开始，明显增大的子宫会开始对腰椎造成极重的负担，而若怀孕期间妈妈没有适当补充钙质，也可能让腰酸背痛的情况加剧。要预防此种不适，妈妈首先要正确并充足地补充钙质，钙质可以增

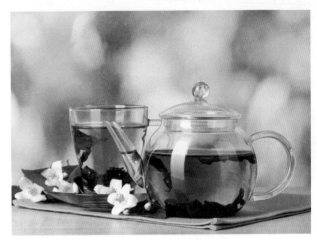

🔼 **喝茶会引起胃酸回流，导致胃灼热。**

加妈妈的骨骼强度和支撑力，减轻妈妈的酸痛感。此外，妈妈要注意不要长时间维持同一姿势，并且在闲暇时间做做伸展运动，舒展筋骨。而在脚下放置小凳子或枕头，也可改善妈妈腰酸背痛的情形。另外，多针对酸痛处进行按摩及热敷，也可让妈妈的酸痛得以减轻。持续使用以上方法不但有助于酸痛症状改善，亦可避免坐骨神经痛的发生。

8.抽筋

随着孕期的拉长，胎儿生长所需的营养也逐渐增多，我们刚刚有提到，若妈妈在孕期间没有补充充足的钙质，会致使妈妈出现腰酸背痛的症状，除了腰酸背痛外，妈妈也会出现小腿抽筋的现象。因此妈妈在生活中要适量摄取高钙豆制品、乳制品、芝麻、银耳、黑木耳等食物，预防因缺钙而引起的症状。

9.干眼症

由于眼睛的泪液分泌在孕期间是逐渐减少的，因此妈妈常会感到眼睛干涩、不舒服。此症状出现在许多孕期妈妈身上，妈妈可以通过补充营养来对

抗干眼症。对眼部保健有益的营养如维生素A、B族维生素、Ω-3以及花青素，皆有保护眼睛及视力的功效，建议妈妈可从不同的食物当中摄取这些不同的营养素。

10.阴道炎

我们提醒过妈妈要在怀孕期间注意白带的变化，白带的异常显示某些疾病的可能，如阴部湿疹、阴道炎或子宫颈发炎等，而其中最常见的就是阴道炎。造成阴道发炎有许多原因，像细菌及霉菌感染、原虫或寄生虫感染、或是梅毒或肺结核菌，都有可能引起阴道炎。

那妈妈要如何预防阴道炎呢？保持阴道清洁及清爽是主要的方法，清洁方面，妈妈要注意内裤的清洁；且不要过度清洗阴道，因为过度的清洗会破坏阴道内的有益菌，反而容易引起发炎，清洗时只需用温水冲洗外阴部，接着将阴部擦干即可；清爽方面，妈妈则谨记生理期时要勤换卫生棉，以防细菌滋生；并且尽量不穿过于紧身、不透气的裤子；且要选择材质好、透气的内裤。

11.静脉曲张

子宫增大所造成的下肢血液循环不佳，除了容易造成妈妈下肢水肿外，还可能引起静脉曲张。妈妈若要预防静脉曲张，必须避免久坐、久站及翘脚，并进行足背的屈伸运动；平时也可垫高双脚，促进血液循环；另外，睡觉时采取左侧睡可避免子宫压迫血管；最后，弹性袜可帮助预防或改善静脉曲张的现象，帮助妈妈远离静脉曲张。

12.糖尿病

妊娠糖尿病是许多妈妈很担心的疾病，因为若是得了妊娠糖尿病，在生产完后得糖尿病的概率也比一般人高，可能会造成永久的危害。因此在孕期时妈妈就要积极做好预防措施：如维持少量多餐的习惯，避免一次摄取太多食物导致血糖急速上升；饮食要以低GI值的食物为主，谷类、葡萄柚、梨子、萝卜、海带、香菇、豆类、上海青、西蓝花、黄瓜等，都是妈妈在饮食上的好选择；并且要绝对坚持"少油、少盐、少糖、高纤"的饮食原则；适度的运动也有助于缓和血糖值的上升；最后也是最重要的一点，已有妊娠糖尿病的妈妈必须严格监测体重和血糖值，注意糖尿病的变化。

接着我们帮妈妈整理了一些在怀孕后期比较常见的一些症状与问题，来帮助妈妈在遇到状况时能够临危不乱，冷静处理。但妈妈必须切记，每位妈妈遇到状况的时机点皆不尽相同，因此若妈妈在怀孕初期或中期就有出现以下症状的话，不该掉以轻心，并谨慎处理。

1.假性宫缩

怀孕后期中，由于体内催产素的分泌，会引发子宫收缩，肚子会开始发紧、发硬，且没有一定的规律或周期，这种宫缩我们称为假性宫缩。假性宫缩是一种子宫在生产前的练习，大约在孕期37周后，宫缩会开始频繁出现，愈靠近生产，发生频率愈高。在妈妈站立或维持坐姿过久，或是较为兴奋或疲劳的时候，也比较容易出现假性宫缩。

但是妈妈要如何分辨发生的宫缩是假性宫缩还是临产前的子宫收缩呢？首先，临产前的宫缩，也称为真性宫缩，其不同于假性宫缩的是，次数会有规律地慢慢增多，间隔时间愈来愈短，且强度会随着次数增强。假性宫缩可能会维持一段时间，但这段时间中宫缩的发生并没有明显规律，强度和次数也不会随时间增加；其次，子宫收缩的频率如果达到每5分钟一次，每次持续将近1分钟的话，亦属真性宫缩；此外，若是子宫收缩伴随着疼痛、1小时之内宫缩频率高达4次以上、阴道出血、阴道分泌物带有血丝或呈粉红色、腹部有下坠感、后腰明显疼痛等情形，妈妈就要尽快就医，因为可能是真性宫缩。而如果真性宫缩发生在孕期37周前，就有可能是早产宫缩，应咨询医生专业意见。

2.脐带打结

脐带是胎盘和宝宝之间的连接纽带，也是妈妈和宝宝之间进行气体交换、营养物质供应和代谢产物排出的重要通道。在正常情况下脐带是不容易受到扭曲的，因为血管之间有保护胶及玻尿酸，但当脐带出现异常或受压使血流受阻时，将影响宝宝的发育，甚至危及宝宝的生命。

脐带最常出现的问题就是脐带打结，脐带打结分为假结和真结两种。脐带假结是指脐带血管比脐带长，血管卷曲似结，或脐静脉比脐动脉长，形成迂曲似结的情况；而脐带真结一般则多由脐带过长导致，开始时表现为脐带缠绕胎体，后因宝宝穿过脐带套环而成了脐带绕颈。真结较少见，发生率只有1.1%。

假打结一般不会出现危险，很少因假打结出现血管破裂而出血的情况；真打结时脐带未拉紧，则不会出现任何症状，一旦拉紧，将会导致宝宝血液循环受阻，可能使宝宝胎死腹中。这种真打结的情况多数要在生产后才能确诊，因此脐带真结是无法预防的，妈妈只能通过观测胎动来进行监控，一旦发现胎动出现了异常，就应立即就医，以免造成宝宝死亡。

3.脐带绕颈

听到脐带绕颈，爸妈可能都会想像宝宝被勒着不能呼吸的情况，但这种想像是错误的，因为胎儿并不是靠气管呼吸，而是靠脐带传输氧气。如果胎儿特别爱动，活动力较强的话，是比较有可能发生脐带绕颈的。此外，若是妈妈怀多胞胎，或是妈妈前一次的生产经验就已发生过脐带绕颈现象，也会增加宝宝脐带绕颈的概率。

在怀孕后期的产前检查中，脐带绕颈的现象非常常见，脐带绕颈一圈或两圈都属正常，很多时候脐带绕颈的状况甚至是宝宝生出来才被发现。爸妈若在产检中发现脐带绕颈的状况，不需要慌张，由于脐带的长度有50~60厘米，一般情况下并不会导致宝宝宫内窒息。而且宝宝在子宫中是有自由活动的能力的，因此常常宝宝动啊动的，脐带就被宝宝自己绕开了。因此爸妈不用太过担忧，只要持续观察胎动，确定胎动频率正常，就可避免危害发生。若妈妈真的很担心此种问题的发生，可以通过超声波检查正确诊断出脐带绕颈。

而若医生已经确认妈妈有脐带绕颈，应每日注意监测胎动和胎心音，减少身体震动，保持左侧卧位睡姿，一旦发现异常要立即就医。

4.胎位不正

羊水中的胎儿，由于头比身体重，所以胎儿呈头下臀上的姿势。正常的胎位是胎头俯曲，枕骨在前，叫枕前位；胎儿横卧在宫腔，称横位；臀在下方，坐在宫腔里，叫臀位。横位和臀位，都是胎位不正的一种，即使胎头向下，但胎头由俯曲变为仰伸或枕骨在后方，也叫胎位不正。

哪些宝宝容易出现胎位不正的情况呢？第一，若妈妈羊水太多或太少，会导致胎位不正。羊水若过多，宝宝的活动空间就比较大，易导致胎位不正。羊水过少严格来说不是导致胎位不正，而是若胎儿一开始就胎位不正，过少的羊水会让宝宝没有空间可以转正，增加胎位不正持续的可能；第二，子宫有畸形的状况，如子宫中隔等，会使得宝宝的生长空间不够，

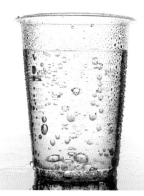

⬆ 饮用加入白糖的凉开水有助于纠正异常胎位。

增加胎位不正的概率；第三，曾经怀孕的次数较多，胎位不正的可能性也较高；第四，若妈妈为高龄产妇，会提升宝宝臀位不正的机会；第五，妈妈怀双胞胎或多胞胎的话，会使每个宝宝的生长空间被瓜分，容易形成胎位不正；第六，虽然前置胎盘和胎位不正的关系未被确立，不过从经验来看，前置胎盘和胎位不正是具有一定的相关性的；第七，胎儿自身所患的疾病，如巨婴症、水脑症、无脑症或是早产儿，都更可能使宝宝发生胎位不正。

胎位不正将给生产带来程度不同的困难和危险，一方面，胎位不正可能会导致产程延长，而产程延长时，软组织有可能因被压迫过久而缺血水肿，易使产道发生损伤；另一方面，在胎位不正的情况下，生产时常需要手术助产，进而增加了妈妈出血及感染机会；更重要的是，胎位不正通常导致产程延长及手术助产，使胎儿受损伤的机会随之增多，胎儿及新生儿死亡的概率也增加。

若出现胎位不正的情形，在怀孕28周以前，因为羊水量相对较多，胎位多不固定，大多数臀位者多能在之后自动地转成头位；如果在孕期28~32周仍为臀位者，可以采用膝胸卧位进行纠正。膝胸卧位可以帮助胎臀退出盆腔，借胎儿重心的改变以增加胎儿转为头位的机会。妈妈在做膝胸卧位之前应解小便并且松解裤带，每日2~3次，每次10~15分钟。

另外，有一种改善异常胎位的简单方法，就是喝水疗法。妈妈连续3天喝加白糖的凉开水，每杯200毫升，每小时喝一次，纠正胎位异常的成功率可达70%，同时亦可治疗羊水过少。

5.前置胎盘

胎盘的正常附着应处在子宫体部的后壁、前壁或侧壁，而若怀孕28周后，胎盘附着于子宫下段，甚至低于胎盘下缘达到或覆盖子宫颈内口，位置低于胎儿的先露部，此种情况称为前置胎盘。我们通常可依胎盘边缘与子宫颈内口的关系，将前置胎盘分为三种类型：一是完全性前置胎盘，即子宫颈内口全部被胎盘组织覆盖；二是部分性前置胎盘，即胎盘部分覆盖宫颈内口；三是边缘性前置胎盘，即胎盘边缘附着于子宫下段，甚至达到子宫颈内口，但不能超越子宫颈内口。

前置胎盘是怀孕晚期出血的主要原因之一，多发生于经过多次生产的经产妇。前置胎盘的主要症状是怀孕晚期或临产时反复发生无诱因和无痛性阴道流血。阴道会出血是因为此时子宫下段逐渐伸展，异常位置的胎盘与附着处剥离造成的，阴道通常出血量大，并呈鲜红色，患者状况随出血量而定，严重时可能出现休克现象。

妈妈在生活上若多注意，可有效预防前置胎盘症。首先，怀孕中后期，妈妈不宜搬重物或腹部出力，以免危险发生；过度运动也可能引发前置胎盘出血或其他症状，因此妈妈不宜进行过于激烈的运动；妈妈应该避免太过劳累，要多休息以保生产顺利；如有出血症状或进入怀孕后期，就不宜有性行为；有阴道出血症状时，不管血量多寡都要立即就诊，如果遇上新的产检医生，也应主动告知有前置胎盘的问题；此外，较轻微前置胎盘的患者，也要避免太激烈的性行为或压迫腹部的动作。

　　前置胎盘的治疗原则是止血补血，如果妈妈反复大量出血而导致贫血甚至休克者，不论胎儿成熟与否，为了母亲的安全，都应终止妊娠。即使胎儿达到36周后，胎儿成熟度检查显示胎儿已为肺成熟者，亦应终止妊娠；如果出血少，且胎儿未足月，可使用期待疗法。妈妈应保持心态平衡，持续卧床休息，并严禁性交；如果出血停止，妈妈可以走动，就诊方便且不再出血的妈妈可允许出院。

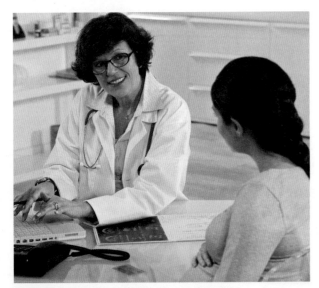
⊕ 若有出血情况，要立即向医生咨询。

6.胎盘早剥

　　正常情况下是胎儿出来后胎盘才从子宫壁剥离下来，胎盘早剥则意味正常位置的胎盘在胎儿分娩出之前，部分或者全部从子宫壁剥离下来的现象。胎盘早剥往往发病急、进展相当快，如果不及时处理，可能会威胁母婴生命。

　　哪些族群容易发生胎盘早剥呢？第一，若妈妈本身有血管病变，如妊娠高血压，尤其以全身血管病变者更加容易发生胎盘早剥；第二，若妈妈长时间维持仰卧姿势，子宫将会压迫到下腔静脉，经过一连串影响后，最终致使胎盘部分或全部自子宫壁剥离；第三，若子宫内脐带过短或有脐带绕颈的症状，连带可能导致胎盘早剥；第四，若双胞胎在生产时，第一胎出生得过快，会使子宫内压力突然降低，促使子宫收缩，亦会形成胎盘早期剥离；第五，外力因素亦会引起胎盘早剥，如腹部受到重击等；第六，高危险族群如经产妇、营养及体重不足的妈妈，或是抽烟的妈妈，都比一般孕妇面临更大的胎盘早剥的可能。

　　胎盘早剥的主要症状为阴道流血，且出血量多、颜色为暗红色，并可能伴随腹痛，其他如压痛、胎动加快或消失、胎心音含糊不清或消失、进入休克状态等症状出现，都可能是胎盘早剥的征兆。

　　那该如何预防胎盘早剥呢？这有许多方法，如在孕期内必须保护好腹部，绝对避免对腹部造成外力伤害；此外，怀孕后期也应避免性交；要尽量选择左侧卧的姿势睡觉，有助血液循环，避免采取仰躺睡姿；在生产双胞胎时，必须注意不得让子宫内的压力骤降；最后，近年有说法认为补充叶酸可加强胎盘的强度，进而防止胎盘剥离，故妈妈可多补充叶酸。

　　当孕妇因为胎盘早剥症状严重而送入医院时，医生一旦确认是胎盘剥离，就必须马上终止妊娠，因为时间过得愈久，胎盘就会剥离得更严重，最后可能使出血难以控制，亦增加并发症发生的概率，危及母亲和胎儿的性命，因此终止妊娠是不得已但必须的方式。而终止妊娠的方法会依胎次、胎盘剥离的程度、胎儿在子宫内状况以及宫口扩张的情况而定。

胎盘剥离的并发症包括弥漫性血管内凝血症与凝血功能障碍，因此若发生胎盘早剥的妈妈，要从入院到产后都进行严格监控，注意上述两种疾病的出现。

7.羊水早破

羊水早破，又称早期破水，是指在出现阵痛、子宫口开大或子宫口开全、胎儿进入产道前的羊膜破裂、羊水流出的现象。

什么原因会导致羊水早破呢？一般认为细菌感染导致羊膜变得脆弱而破水，是最常见的原因，其他可能因素包括成熟的胎儿往下坠、腹部受到外力碰撞、羊膜穿刺术检查、过去曾经有羊水早破经验、子宫颈闭锁不全症等。其他如肺部疾病、缺乏维生素或锌，以及抽烟，也被认为与羊水早破有一定的相关性。

而羊水早破对胎儿所造成的危险性与破水的时机有很大的关系，妈妈如果在未足月时羊水早破，会使胎儿早产，也可能使胎儿出现缺氧、畸形或是肺部发育不完全的症状；若妈妈是在怀孕中期结束以前破水的话，则可能导致胎儿死产，其死产的概率为3.8%～22%；而在怀孕进入后期的破水，死产概率则降低为0%～2%。对妈妈而言，羊水早破的危害则主要来自于并发症，如可能发生的孕妇子宫内感染、羊膜绒毛炎、休克或者死亡，其中子宫内感染又可能导致宝宝全身性的败血症。

而除了与危险性相关，羊水早破的时机点亦影响了医生所采取的相应措施。若羊水早破发生在怀孕24周之前，宝宝存活率只有大约五分之一，且非常有可能具有身体上的缺陷；妈妈罹患疾病的概率则高达一半，因此医生会建议孕妇终止妊娠，或采期待疗法。若羊水早破发生在25~33周，则医生会以安胎为主要目的，并严格监控妈妈的子宫内感染现象。若羊水早破发生在34~36周，医生可能采取安胎或是引产治疗，主要看胎儿的肺部成熟度以及有无感染现象；而若发生在超过怀孕36周时，医生大多会让孕妇自然进入产程。

一旦发生羊水早破，妈妈要立即躺下，用垫子将自己的臀部垫高，防止脐带脱垂，并可用干净的卫生巾垫在内裤上，即使是在去医院的途中，妈妈也要想办法使自己的臀部保持抬高的状态。

8.妊娠高血压

在孕期7月末一直到生产前的这段时间，是妊娠高血压的好发时期。妊娠高血压会导致孕妇出现高血压、水肿及蛋白尿，严重时出现抽搐与昏迷的症状。妊娠高血压依孕妇症状的严重程度，分为轻度妊娠高血压、中度妊娠高血压与重度妊娠高血压。轻度妊娠高血压是指孕妇血压偏高，有微量尿蛋白或轻度水肿的现象；中度妊娠高血压是指在高血压、尿蛋白、水肿三者中，有任意两种或两种以上的情况发生；重度妊娠高血压主要是指孕妇得到妊娠毒血症和子痫症。妊娠毒血症又称先兆子痫，是指孕妇同时出现高血压、水肿和尿蛋白，并伴有头痛、眼花、胸闷、恶心、上腹不适、呕吐等症状。子痫则是指除了妊娠毒血症的症状外，还加上全身抽搐和昏迷的现象，可能伴随有肺水肿、急性心力衰竭、急性肾功能不全、吸入性肺炎、窒息、胎死宫内等严重并发症。

妊娠高血压的发病原因一般认为与遗传有关，其他原因如营养不良、维生素C缺乏等亦均有可能。此外，妊娠高血压的好发群有以下几种：第一，有妊娠高血压家族病史的孕妇；第二，体态较为肥胖的孕妇；第三，本身患有慢性血管疾病、肾脏疾病或糖尿病的孕妇；第四，怀多胞胎的孕妇；第五，高龄产妇。

此外，定期进行产前检查，可使妊娠高血压在

预防高血压，妈妈可以这样做：

· 注意饮食调配，保证低盐、低热量、高蛋白的饮食原则，每日饮水量不要过大，每餐以八成饱为宜。
· 注意保暖，确保睡眠，睡姿以左侧卧位为宜。
· 坚持定期进行产前检查，有必要者增加产前检查次数，以便在病症轻微时就能够得到彻底地治疗和控制。
· 克服恐惧心理，保持心态平和、宁静，不要过度操劳。

早期就被检查出来，经过及早治疗，妊娠高血压多可以得到控制，但若没有发现或放任不管，缺乏治疗，妊娠高血压就会发展成先兆子痫。因此，妈妈要对血压升高的症状提高警觉，并在检查时特别针对血压、尿蛋白、反射和血液的化学成分做详尽的检查。

若妈妈已患有轻微的妊娠高血压时，主要的治疗方法为降低血压，然而要如何降低血压呢？生活中有效的办法有充分休息、改善饮食、坚持运动等，其中充分休息可以有效预防妊娠高血压恶化，必要时可采取药物治疗。此外，还提醒妈妈保持一颗警惕的心，如果突然出现严重的头痛、视力障碍、心跳加快，或者右上部、中部腹部疼痛等，这

些症状可能正在警告妈妈病情的加重，应该立即寻找紧急的医疗护理。

胎儿

身长

在历经6个月的成长后，此时宝宝的身长会达到28～38厘米；到了第8个月，身长约44厘米；第9个月则长大到46～50厘米，在接近生产时，宝宝已经长到约51厘米了。

体重

而在吸收了6个月的营养之后，在妈妈肚里的胎儿的体重是800～1200克；再过一个月，则长大至1200～2000克；孕期9个月时变成2000～2800克；到孕期最后一个月，宝宝会长大到2800～3500克。

四肢

宝宝在此时的身体骨骼已经更加结实、坚固，尤其是脊椎，支撑住不断长大的身体。四肢则已经相当灵活，可在羊水里自由自在地活动，身体和四肢会持续不断地长大，直到宝宝的头部与身体比例达到相称。

在孕期9月时，胎儿的身体呈圆形，皮下脂肪变得比较丰富了，皮肤的皱纹、毛发都相对减少，并呈淡红色。指甲长到指尖部位。手肘、脚掌和头部可能会清楚地在你的腹部突现出来；而到10月时，宝宝的手脚肌肉都已发达，骨骼也已经变硬了。

器官

进入怀孕后期，大脑发育进入另一个高峰期，大脑皮层变得很发达，意识愈来愈清晰，并开始练习发出指令，以控制身体功能的运作和肢体活动，对外界的刺激也能产生更多的回应，例如对触摸有反应；而到了孕期8月，大脑开始向颅骨外推。此时正在形成数十亿的脑细胞，神经通路已经连通，并开始活

动。感官能力亦有提高，大脑能对感官刺激做出反应了，能进行更复杂的信息接收和身体运动。

怀孕后期中，会出现宝宝的第一次睁眼，眼睛能够看清子宫内的景象，并能根据光线的明暗开合眼睛，明亮时合上，昏暗时睁开眼辨认和跟踪光源，甚至会伸手做想要触摸光源的动作；到第9月时，胎儿甚至会有"向光反应"，会自动转向光源。不只胎儿的视觉已经成熟，耳部的神经网也已形成，使听力充分发育，对外界的声音会产生反应。嗅觉形成了，并会逐渐记住妈妈特殊的味道。味觉方面，嘴巴偶尔会一张一合，像是在品味着羊水的味道，有时还会张嘴去舔胎盘。触觉则在第9个月时会发育完全。到第10个月，宝宝的感觉器官和神经系统可对母体内外的各种刺激做出反应，并能敏锐地感知母亲的思考和情绪。

在孕期8月时，主要的内脏器官发育完成，肠胃能够分泌消化液，并已具备呼吸能力，可以自主进行呼吸；9月时胎儿的呼吸系统、消化系统趋近成熟，肺部的发育大致上完成，两个肾脏也已发育完全，体温调节系统也已开始运作；10月时身体各部分器官已发育完成，其中肺部是最后一个成熟的器官，在宝宝出生后几个小时内才建立起正常的呼吸模式。

生殖器官方面，男孩的阴囊在孕期7月时已经明显，女孩的小阴唇、阴核亦清楚地突起；到孕期9月，男孩的睾丸已经降至阴囊中，女孩的大阴唇则已隆起。

胎动

孕期7月时宝宝在子宫中已经占据了相当大的空间，几乎占满了整个子宫，因为空间越来越小，使得胎动次数明显增加，且胎动感觉减弱。而此时值得注意的是，妈妈每天会出现1~5次不等的阵发性跳动，

但那不是胎动，而是胎儿在打嗝。胎儿打嗝是正常现象，是宝宝在练习呼吸，不必担心。

胎动的减少和减弱持续到孕期8月，到9月时，正常胎动次数应为每12小时30次左右；若胎动少于20次，则胎儿可能缺氧；少于10次的话，胎儿可能有生命危险；到孕期的最后一个月，胎儿会安静许多，并不太爱活动，因为这时胎儿的头部已固定在骨盆中，无法任意活动。

小知识大补帖

吃多芦荟引损伤

芦荟是人们熟知的药食两用植物，可用于治疗妈妈的晚期便秘困扰。此外，现代科学研究发现，芦荟中含有包括氨基酸、有机酸、维生素、酚类、苷类、糖类等在内的70余种成分，长期食用可提高妈妈的免疫力，外用还可美容、治疗烫伤。

但芦荟在体内分解后会对肠黏膜有较强的刺激作用，如果一次服用芦荟过多，就有可能引起消化道不良反应，如恶心呕吐、腹痛腹泻，甚至出现血便，

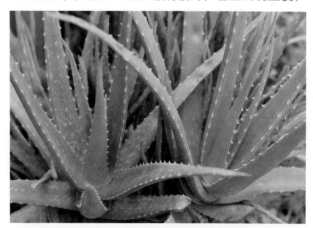
↑ 服用过多芦荟会对妈妈造成生理上的伤害。

严重者还可能引起肾脏功能损伤；其次，芦荟外用时也有可能引起皮肤过敏反应，出现红肿、刺痒和疼痛等不适；除此之外，芦荟还能使女性骨盆内脏器充血，促进子宫的运动，使妈妈出血量增多，甚至导致流产。而就中医角度来说，孕期服用芦荟会导致胎气下泻，使胎动不安而造成流产。由上述可知，使用芦荟若没有控制好用量，极有可能对妈妈造成伤害，应避免使用。

美味鳝鱼营养多

鳝鱼又名黄鳝，肉嫩味鲜，含有蛋白质、脂肪、磷、钙、铁、维生素A、硫胺素，以及黄鳝素等多种营养成分，是一种高蛋白、低脂肪的食品，营养价值很高。鳝鱼肉还可以降低血中的胆固醇，抑制血小板凝集，从而有效地防止全身小动脉硬化及血栓的形成，正是妊娠高血压患者的理想食物。

妈妈常吃鳝鱼可以防治妊娠高血压，因鳝鱼肉中所特有的黄鳝素能降低血糖和调节血糖，对糖尿病有较好的治疗作用，加上其所含脂肪极少，是妊娠糖尿病患者的理想食物；另一方面，鳝鱼含有丰富的DHA，可帮助胎儿在认知、神经系统和视力方面的发育，是很营养的鱼类；同时，鳝鱼属于热性食物，对体质寒的孕妇有温补效果。

不过，妈妈吃鳝鱼时要特别注意，鳝鱼的血液有毒，误食会对人的口腔、消化道黏膜产生刺激作用，严重时会损害人的神经系统，使人四肢麻木、呼吸和循环功能衰竭而死亡。要避免误食毒素，只需将鳝鱼煮熟后便不会发生中毒情况。

保护胎膜全靠铜

研究显示，妈妈胎膜早破与血清中铜元素含量较低有关。铜元素对胶原纤维和弹力蛋白的成熟有着至关重要的作用，而这两者又维持着胎膜的弹性与可塑性。因此，妈妈体内一旦缺乏铜元素，就会导致胎膜变薄，脆性增加，弹性和韧性降低，从而导致胎膜早破。

而胎膜早破可引发宝宝的诸多危险状况，如畸形、先天发育不足、早产、胎儿宫内缺氧、宫内窘迫以及新生儿感染、体重较轻、智力发育迟滞等。但是，妈妈也不必太过担忧，只要自己不偏食，均衡摄入多种营养，加上充足铜元素的摄取，就能大大降低胎膜早破的危险。要增加铜的摄取量，妈妈要多吃动物肝脏、豆类、海产类、粗粮、坚果等食物。

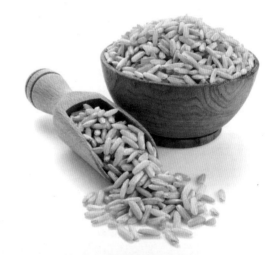

⬆ 食用粗粮可补充所需的铜元素。

关于早产全知道

一般称怀孕37周之后的生产为足月生产，而早产是指胎儿在孕期20~37周之间就出生了，为未足月生产，未足月胎儿在母体中待的时间愈久，身体状况会愈好；反之，愈早生出来的早产儿，体重显得更轻，健康状况也通常会出现问题。

引起早产的原因目前还尚未确定，但就临床经验和文献资料的提供，可归纳出某些比较容易发生早产的族群，包括年龄小于18岁或大于40岁者；体重过轻或过重者；孕期有外伤及动过手术者；孕前或孕期心脏、肝、肺、肾等脏器功能不佳者；怀孕期间患有急性病或急性传染病，如风疹、流感、急性传染性肝炎、急性肾盂肾炎、急性胆囊炎、急性阑尾炎，以及患有妊娠高血压、妊娠糖尿病、心脏病者；曾发生过早产、早发阵痛、怀孕早期或中期流产者；先天性宫颈发育不良，或因生产、流产、手术操作造成的后天宫颈损伤者；羊膜囊向宫颈管膨出、绒毛膜羊膜炎、胎膜早破者；怀双胞胎或多胞胎者；精神压力大、情绪失控、极度缺乏休息者。

早产的主要症状为子宫收缩和出血，出血通常伴随在规律的子宫收缩之后，有些孕妇可能因为宫缩不太明显，因此忽略了早产的征兆。其他可能症状如阴道发炎或是羊水早破，也有可能是早产的前兆，孕妈妈要多加留意。

饮食方面，如要预防早产，则可遵守以下几条主要原则：

Tips

预防早产，妈妈可以这样做：

· 积极配合医生，定期进行产前检查，找到自身可能存在的早产危险因素，及时采取预防措施。

· 做好生活护理工作：如在怀孕晚期要避免外出、出差或旅行，禁止性生活，不去人多拥挤的地方，避免久站或久坐，睡觉采取左侧卧位姿势，营养摄入均衡合理等。

· 此外，妈妈还要注意，在上下楼时要踩稳，避免摔跤。

· 要注意工作强度，增加休息时间。

· 调节情绪，避免因紧张、焦虑、抑郁等情绪导致早产。

· 关注自身健康，如果患有孕期疾病，则要积极配合医生进行治疗，监控自己的病情发展，做好特殊的孕期保健和护理工作，一旦发现异常，要及时就医。

· 治愈生殖系统感染，否则细菌会侵入绒毛膜和羊膜，导致早产。

· 坚决杜绝烟、酒。

· 多吃鱼

因为鱼被称为"预防早产的最佳食品"，妈妈吃鱼越多，足月生产的可能性就越大，并且生出的宝宝也比一般婴儿更加聪明健康和有活力。专家介绍，鱼体内含有丰富的脂肪酸，这是一种对胎儿脑部发育非常有利的成分，如果妈妈可以在怀孕后期多食用鱼类，尤其是深海鱼类，可以增加脂肪酸的摄入，促进胎儿脑部的发育。英国调查人员对英国西南部的1.15万名孕妇进行了追踪调查，他们从孕妇怀孕32个星期开始详细记录她们吃鱼的食用量，结果发现吃鱼愈多的孕妇，相对孕期没吃鱼的孕妇，她们的新生儿出现体重不足的比率更低，并证实怀孕后期吃鱼对宝宝的大脑发育有着很好的帮助。

通过专家的介绍，我们知道怀孕后期吃鱼更有益于胎儿的发育。所以，为了胎儿的健康，妈妈们都应该调整饮食结构，以每周吃一次鱼为宜，坚持到生产，如此一来早产的可能性仅为1.9%，而从不吃鱼

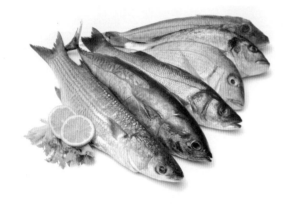

🔼 **鱼被称为"预防早产的最佳食品"。**

的妈妈早产的可能性为7.1%。但是妈妈也要注意避免食用汞含量超标的鱼，以防影响宝宝的大脑发育。

· **多吃叶酸含量丰富的食物**

叶酸含量丰富的食物也能够延长怀孕时间，可预防早产。妈妈可以多吃绿叶蔬菜如菠菜、西红柿、西蓝花等，以及新鲜水果如橘子、草莓、樱桃等。

· **多吃镁含量丰富的食物**

科学家研究发现，矿物质中的镁元素具有降低早产发生率、预防胎儿体重过轻的作用。因此在怀孕晚期，妈妈可以适当多吃一些富含镁元素的食物，比如上文中介绍过的绿叶蔬菜、小米、玉米、荞麦、燕麦、紫菜、土豆、豆类食物、蘑菇、核桃仁、虾米、花生、海产品、香蕉等食物。但是，人体每天会将大量的镁元素代谢出体外，容易影响补镁效果，妈妈可

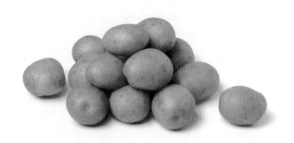

🔼 **土豆可以帮助预防早产。**

以在医生的指导下服用一些补镁制剂进行补充。

· **少吃寒凉食物**

少吃寒凉食物如螃蟹、梨、冰激凌、冰镇饮料等，否则易引发早产。

· **少吃过咸的食物**

过咸的食物易引发妊娠高血压，从而增加早产的发生率。

· **不吃易导致早产的食物**

如黑木耳、螃蟹、甲鱼、薏米、马齿苋、山楂、芦荟、桂圆、人参、鹿茸、荔枝、杏仁等，这些食物具有活血化瘀、兴奋子宫、刺激子宫收缩、动胎动血的作用，易引发早产。

不要变成"电视妈妈"

很多妈妈认为看电视既有声音又有图像，可以作为一种对胎儿有益的胎教方法，故到了怀孕晚期就守在电视机前面不离开了。事实上这种做法是错误的，长时间看电视对妈妈和胎儿都会造成不良影响。因为电视机的显像管在高压电源激发下，会向屏幕连续不断地发射电子流，从而产生对人有影响的高压静电，并释放大量的正离子，而正离子可以吸附空气中带负电的尘埃和微生物，附着在人的皮肤上，尤其会

使妈妈的皮肤发炎。

此外，屏幕上还能产生波长小于400微米的紫外线，并由此产生臭氧，当室内臭氧达到1%的浓度时，可引起喉咙干燥、咳嗽、胸闷、脉搏加快等，就会影响妈妈和胎儿的健康。因此，妈妈不宜长时间近距离看电视。看电视时，一般应该距离屏幕两米以上；并注意开启门窗。看完电视后，还要切记洗脸。

远离花粉防气喘

离宝宝诞生的日子愈来愈近了，这时可能会有很多的亲朋好友前来探望，赠送鲜花表示祝贺。但是鲜少人知的是，鲜花中的花粉对母婴来说有着极大的危险性，因为这些花粉一旦被妈妈吸入呼吸道，尤其是对于患有花粉过敏的妈妈，极易引发过敏性鼻炎、皮肤荨麻疹等过敏反应，还会使宝宝出生后患气喘的可能性大大增加。尤其是在孕期的最后3个月，妈妈是否吸入花粉类物质，会决定宝宝出生后是否患气喘。因此，妈妈一定要婉拒亲朋好友的好意，要婉拒鲜花，并且不要随意靠近或闻花草的气味。家中如有养花，最好暂时移走，与妈妈彻底隔离，尤其对于有花粉过敏的妈妈更应如此。此外，妈妈出门最好也要

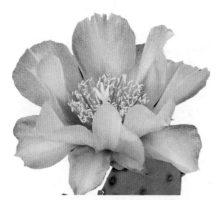

↑ 妈妈要远离花粉，以避免引发过敏、气喘等症状。

戴上口罩。

万全准备喂母乳

怀孕期间即可为产后母乳喂养做好各方面的准备，有以下事项是妈妈可以在怀孕期间先行了解与进行的：

1.清洁乳房

在怀孕期间，乳房上皮脂腺的分泌增加，乳晕上的汗腺也随之肥大，而汗腺与皮脂腺分泌物的增加也使皮肤表面酸化。因此，怀孕期间，妈妈宜每天对乳房进行清洁，用温开水擦洗来保持乳房卫生。

2.营养储存

在怀孕期间，妈妈都需要摄入足够的营养，多吃含丰富蛋白质、维生素和矿物质类的食物。特别是豆制品，因为其蛋白质、矿物质和维生素成分高，更重要的是其中的异黄酮有调节雌激素的作用，有助母乳分泌，能为产后泌乳做准备。此外要多吃水果蔬菜，确保营养充足并排毒。

3.按摩乳房

在怀孕晚期，妈妈要经常按摩乳房，能使乳腺管畅通，有利于产后哺乳。在按摩前，可先用热毛巾对乳房进行热敷，以软化因乳腺增大而出现的肿块，再对乳房进行按摩：用两手拇指和食指自乳房根部向乳头方向按摩，每日2次，每次20下。

4.定期检查身体健康

妈妈还要定期进行产前检查，发现问题及时纠正，以保证怀孕期间身体的健康以及生产顺利，这也是妈妈产后能够分泌充足乳汁的重要前提。

5.学习喂养知识

妈妈从怀孕开始就应主动学习有关母乳喂养的基本知识，并收集有关的信息，才能在产后哺乳时更加得心应手。

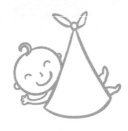

怎么吃才对?

在怀孕后期,妈妈在孕期七月、八月、九月、十月时,所分别要补充的营养素为磷脂酰丝氨酸、卵磷脂、DHA、EPA;碳水化合物;膳食纤维和硫胺素。

孕期7月,要多补充"脑黄金"。脑黄金指的是磷脂酰丝氨酸、卵磷脂、DHA和EPA,对宝宝的智力、视力发展尤为重要。

孕期8月,补充碳水化合物很重要。碳水化合物具有构成细胞组织、供给能量、节省蛋白质和维持脑细胞的重要作用。

在孕期9月,妈妈要多补充膳食纤维。膳食纤维对人体有很多好处,包含预防心脑血管疾病、糖尿病、便秘、肠癌、胆结石、皮肤疾病、牙周病及控制体重等,这些好处对妈妈来说格外重要。

到了孕期10月,要注意硫胺素的补充。硫胺素又称维生素B_1,是人体必需营养素。妈妈若缺乏硫胺素可能感到全身无力、疲乏不振、头痛晕眩、食欲不振、经常呕吐、心跳过快及小腿酸痛。

怀孕后期所需营养

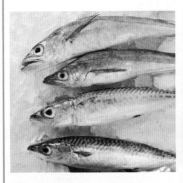 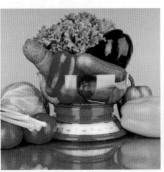 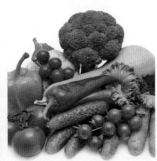 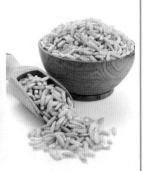

孕期七月: 磷脂酰丝氨酸、卵磷脂、DHA、EPA
磷脂酰丝氨酸: 黄豆、大米
卵磷脂: 蛋黄、豆腐、黄豆
DHA: 深海鱼类
EPA: 深海鱼类

孕期八月: 碳水化合物
全谷类、豆类、蔬菜、水果

孕期九月: 膳食纤维
蔬菜、水果、全谷类

孕期十月: 硫胺素
粗粮、动物肝脏、猪肉、鸡肉

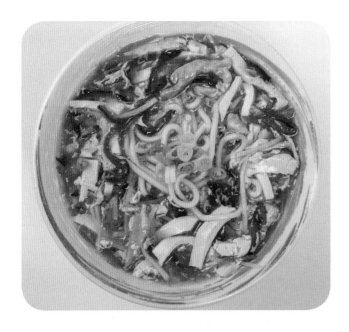

碳水化合物
酸辣汤面

扫一扫!

材料 · · · · · · ·

鸡蛋 1 个
姜 3 片
木耳 80 克
豆腐 100 克
竹笋 50 克
肉丝 50 克
胡萝卜 20 克
油面 1 份
生粉 10 克
盐 5 克
胡椒 5 克
芝麻油 5 毫升
酱油 10 毫升

做法 · · · · · · ·

1 胡萝卜、木耳、豆腐、竹笋、姜切丝；肉丝加 5 克生粉抓腌；鸡蛋打散；面条加盐氽烫后盛盘备用。

2 木耳、笋丝、胡萝卜丝、豆腐、姜片下锅，放入酱油、盐拌炒，待锅中沸腾后，将肉丝条条拨入。

3 将生粉与适量水在小碗中搅拌后，均匀下锅，以免结块；再下蛋液，沿锅边推移，以防破坏蛋形。

4 起锅前加入胡椒、芝麻油，并将汤料淋在面条上即可。

脑黄金
虱目鱼米粉

扫一扫!

材料 · · · · · · ·

虱目鱼肚 1 块
米粉 1 份
姜丝 20 克
芹菜末 30 克
葱段 20 克
食用油 10 毫升
米酒 30 毫升
盐适量

做法 · · · · · · ·

1 虱目鱼肚片成小块。

2 起油锅，煎香虱目鱼肚，以鱼肉那面下锅，可减少喷溅。

3 下葱段、姜丝爆香，再放入米酒去腥，加适量热开水、米粉及一半芹菜末熬煮。

4 最后放入盐调味，盛盘后撒上另一半芹菜末即可。

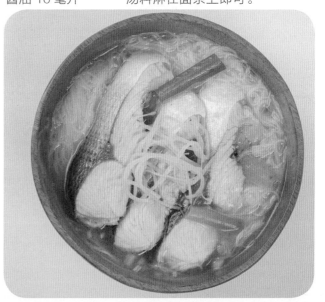

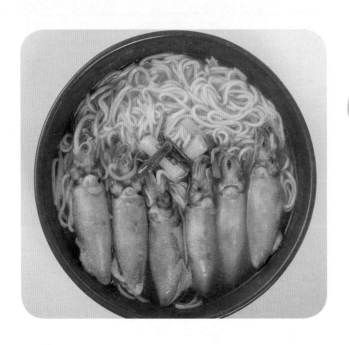

小卷面线

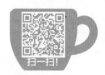
扫一扫!

材料 · · · · · · · ·

小卷 6 只
葱 3 根
姜 3 片
面线 1 份
米酒 30 毫升
盐 5 克
胡椒 5 克
乌醋 5 毫升
芝麻油 5 毫升
食用油适量

做法 · · · · · · · ·

1 葱切段;姜切丝;面线汆烫备用,去除杂质及咸度即可捞起,无需熟透。

2 起油锅,爆香葱段、姜丝,下小卷炒香,再加米酒增香。

3 加入 250 毫升水、盐一起熬煮,再把面线放入烹煮至入味。

4 均匀地放入乌醋、芝麻油调味,起锅前下胡椒增香即可。

脑黄金

清蒸黄鱼

材料 · · · · · · · ·

黄鱼 1 条
辣椒 80 克
姜片 5 片
葱 10 克
米酒 5 毫升
盐 5 克
食用油适量

做法 · · · · · · · ·

1 将黄鱼处理干净、洗净,抹上米酒腌渍片刻。

2 再将姜片铺在鱼上,放入蒸锅中,用大火蒸熟,取出备用。

3 辣椒洗净,去籽和头尾;葱洗净,均切丝后放入冷开水中浸泡备用。

4 将葱丝、辣椒丝铺在鱼身上,撒上盐,淋上热油即可。

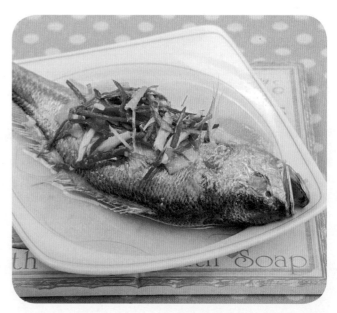

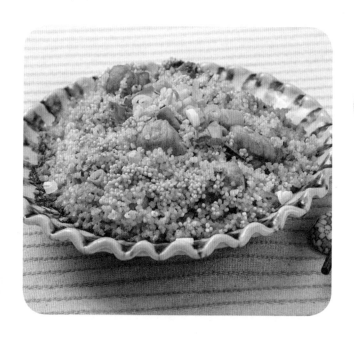

碳水化合物
小米蒸排骨

材料 ········· **做法** ·········

猪小排 250 克
小米 100 克
葱花 10 克
米酒 10 毫升
甜面酱 15 克
豆瓣酱 15 克
冰糖 5 克
食用油 5 毫升

1 猪小排洗净后切块；小米洗净，泡入清水 30 分钟，备用。

2 将甜面酱、豆瓣酱、冰糖、米酒、食用油拌匀成酱料。

3 将排骨沾满酱料，再沾上小米，放进盘内，再将剩余酱料倒入盘底，放进蒸锅中蒸熟，最后撒上葱花即可。

膳食纤维
牛肉蔬菜卷

材料 ········· **做法** ·········

萝卜丝 30 克
牛肉 50 克
金针菇 30 克
生菜 50 克
面粉 10 克
料酒 5 毫升
酱油 5 毫升
白糖 5 克
食用油 5 毫升

1 牛肉切薄片；金针菇、生菜洗净。

2 取一碗，加入料酒、酱油、白糖拌匀成酱汁，备用。

3 将生菜铺平，依序铺上萝卜丝、金针菇和牛肉，卷起，撒上一层薄面粉。

4 起一热锅，加入油，将牛肉卷开口朝下开始煎，煎至金黄。

5 淋上酱汁后续煮至入味即可。

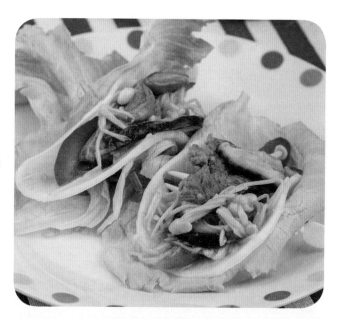

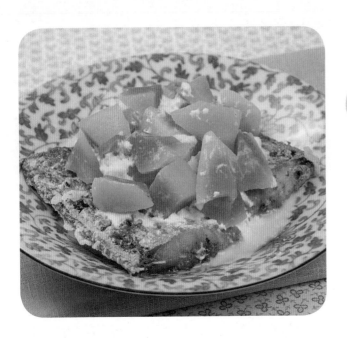

香肥带鱼

材料 · · · · · · ·

带鱼 1 条
牛奶 100 毫升
木瓜块 50 克
盐 10 克
生粉 15 克
米酒 5 毫升
食用油适量

做法 · · · · · · ·

1 带鱼切成长块，抹上盐和米酒，腌 10 分钟后，再抹上生粉。

2 带鱼块下油锅，炸至金黄色捞出。

3 锅内加适量水，放入牛奶和木瓜块，待汤汁烧开时放盐、生粉，不断搅拌。

4 最后将汤汁连同木瓜块淋在带鱼块上即可。

煮藕片

材料 · · · · · · ·

莲藕 300 克
芝麻 5 克
酱油 10 毫升
白糖 8 克
盐适量
芝麻油 5 毫升
食用油适量

做法 · · · · · · ·

1 将莲藕削皮之后，切成薄片，然后放在加有少许盐的沸水中焯烫，捞出备用。

2 热油锅，放入莲藕，加入酱油、白糖，再加入少许的水，稍收干汁后，滴入芝麻油即可盛盘，再撒上芝麻即可。

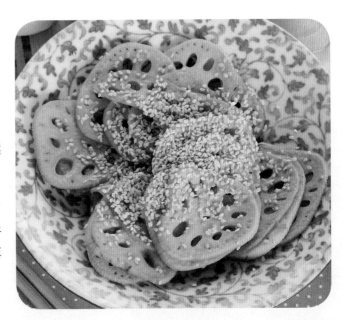

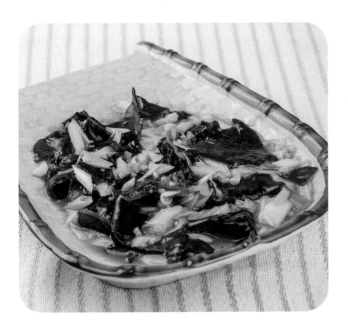

碳水化合物
葱白炒木耳

材料 · · · · · · · · ·

葱白 50 克
黑木耳 100 克
蒜末 10 克
蚝油 5 克
酱油 5 毫升
盐 5 克
食用油 5 毫升
水淀粉 10 毫升

做法 · · · · · · · · · · · · · · · · · · ·

1 将黑木耳洗净，放入冷水泡发 30 分钟后，切除蒂头，接着用手撕成小朵，过水焯烫备用。

2 葱白洗净，切片备用。

3 锅中倒油烧热，开中小火，放入葱白炒香。

4 加入蒜末，再倒入黑木耳翻炒 1 分钟，加入盐、酱油、蚝油调味。

5 最后用水淀粉勾薄芡即可起锅。

膳食纤维
凉拌苦瓜

材料 · · · · · · · · ·

苦瓜 180 克
蛋黄酱 75 克
番茄酱 15 克

做法 · · · · · · · · ·

1 将苦瓜去籽后，洗净，用汤匙仔细刮除白膜，再放入冷开水中浸泡，至苦瓜冰凉。

2 将苦瓜取出沥干，切成斜刀片，放入盘中。

3 将蛋黄酱和番茄酱混合调匀成酱汁，食用苦瓜前淋上酱汁或沾酱食用即可。

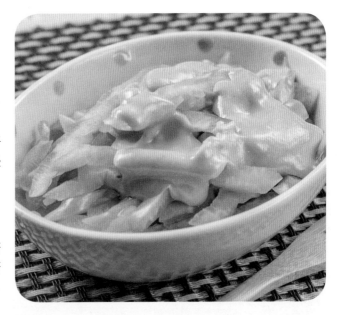

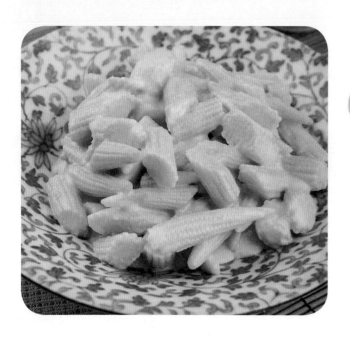

奶油玉米笋

材料

玉米笋 400 克
鲜牛奶 80 毫升
面粉 10 克
盐 5 克
奶油 30 克
清汤 100 毫升
水淀粉 5 克

做法

1 将玉米笋洗净，切花刀，焯熟后沥干备用。

2 锅中放入奶油融化，接着放入面粉，开小火不停搅拌 1 ~ 2 分钟，至面粉糊小小发泡，飘出香味。

3 加入清汤后，搅拌至面粉不结块，再紧接着加入鲜牛奶、盐和玉米笋拌匀。

4 用小火煮至入味，再用水淀粉勾芡即可。

鱼肉胡萝卜汤

材料

胡萝卜 80 克
鲷鱼肉 90 克
芋头 50 克
油菜心 30 克
姜末 10 克
盐 5 克
米酒 5 毫升
食用油 5 毫升
芝麻油 5 毫升
胡椒粉 5 克

做法

1 鲷鱼肉切斜刀片成鱼片，备用。

2 胡萝卜洗净、去皮，切片。

3 芋头刷去外层泥后削皮，洗净，再切成片；油菜心洗净，切片。

4 起油锅，先爆香姜末，接着加入胡萝卜、芋头、清水，以及盐、鱼片、胡椒粉、油菜心、米酒、芝麻油，一同熬煮。

5 煮至食材熟透入味即可。

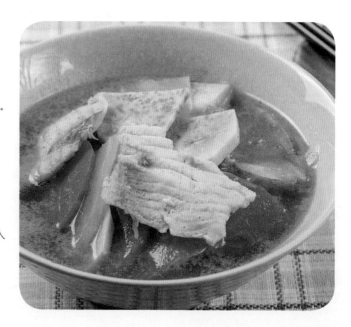

膳食纤维

西红柿鸡蛋汤

材料 · · · · · · · · · · · · · · · ·

鸡蛋 1 个
西红柿 100 克
猪瘦肉 30 克
生姜 2 片
葱花 5 克
盐 5 克
食用油适量

小常识

西红柿中除了有丰富的膳食纤维外，最重要的是，其中的茄红素可以帮助人体抗氧化、降低胆固醇和预防骨质疏松，为食材中的养生圣品！

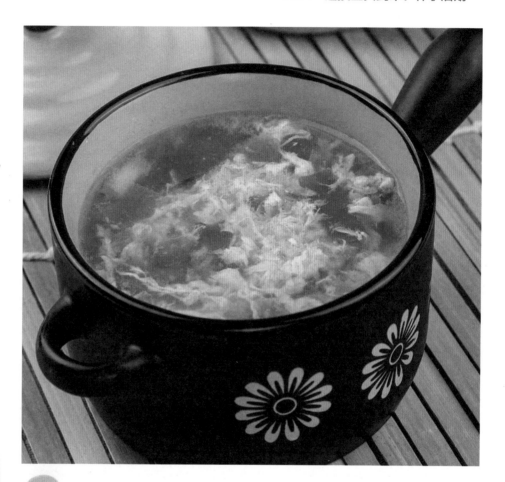

做法

1 猪瘦肉切成细条备用；姜片切成丝；西红柿切成适当大小；鸡蛋打散成蛋液，备用。

2 起油锅后，先放入姜丝爆香，接着放入西红柿块与瘦肉丝略略翻炒，再加入适量清水与盐煮滚。

3 转小火，将蛋液以画圈的姿势倒入锅中煮成蛋花，关火，撒上葱花即可。

硫胺素
大卤面

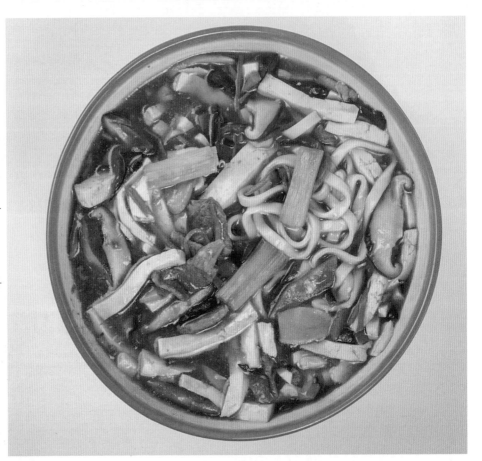

材料

梅花肉 60 克	生粉 30 克
香菇 2 朵	食用油 10 毫升
胡萝卜 15 克	酱油 30 毫升
黑木耳 40 克	白糖 5 克
豆腐 1/2 块	胡椒 5 克
葱段 30 克	芝麻油 15 毫升
蒜末 10 克	乌醋 20 毫升
粗面 1 份	

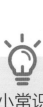

小常识

此道面点中所用的黑木耳，含有丰富的钙、铁、纤维和维生素等营养，被称为"食品界的阿司匹林"。

做法

1 梅花肉切片，放入部分生粉抓腌；香菇切丝，蒂头斜切成薄片；胡萝卜、黑木耳、豆腐切丝；面条汆烫后盛盘备用。

2 热油锅，爆香葱段与蒜末，放入香菇、胡萝卜炒香。

3 放入黑木耳、肉片拌炒，肉呈熟色后转小火，下酱油与白糖，待酱料沸腾后加水盖过食材并转大火，汤汁沸腾后加入豆腐。

4 将剩余生粉和适量水在小碗中拌匀后，沿锅边加入，起锅前加入乌醋、胡椒、芝麻油，最后将汤料淋在面条上即可。

硫胺素

酱烧吴郭鱼

材料 · · · · · · · · · · · · · · · ·

吴郭鱼 1 尾　酱油 15 毫升
猪肉末 50 克　白糖 2 克
豆腐 50 克　米酒 5 毫升
姜丝 10 克　豆瓣酱 15 克
蒜片 10 克　乌醋 5 毫升
葱段 10 克　食用油适量
面粉适量

小常识

吴郭鱼中含有丰富的DHA
和蛋白质，可促进大脑发
育，并增强体力！

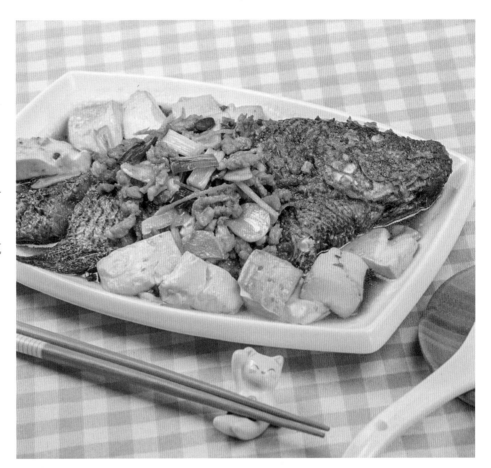

做法

1 将吴郭鱼处理好，洗净并在鱼身两面划几刀，均匀抹上面粉，
　放入油锅中炸至两面金黄，捞出；豆腐切块，备用。

2 热油锅，先放入蒜片和猪肉末炒散，接着加入豆瓣酱、酱油、
　姜丝、葱段、白糖和适量清水，略炒。

3 再放入乌醋、豆腐和鱼，煨煮一下再加入米酒，直至汁将干时，
　盛入盘中即可。

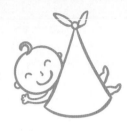

怎么动才对？

怀孕后期中，妈妈适合做哪些较为温和的运动呢？

减轻不适感的小运动

进入孕期8月，妈妈肚子明显增大，行动笨重，且很容易疲劳。这时期妈妈虽应适当减少运动量，但仍应做些平缓温和的运动，才可以使胎儿呼吸到新鲜空气，并使妈妈锻炼腹部和盆腔的肌肉，有助于将来顺利生产。

到了怀孕后期，诸多不适困扰着妈妈，疲惫感无以复加，不如尝试着放下正在做的事情，起身做一做这样几个简单的小运动，能够有效缓解身体的各种疲劳。

改善颈部疼痛

妈妈保持直立站姿，挺胸抬头，慢慢将头部向身体左侧下放，使左耳尽量贴近左肩，再缓慢使头回到原位，再将头向身体右侧做相同动作。左右为一组，做2~3组。

缓解肩痛

妈妈依旧保持直立站姿，挺胸抬头，将两肩向上耸起，尽量贴近耳朵，保持住，停留10秒钟，再缓缓放松下来，回到原位。重复此动作2~3次。

减低腹部沉重感

妈妈保持直立站姿，挺胸抬头，缓缓将肩胛骨向背后收起并下移，停留10秒钟，如此重复2~3次。

消除腰背痛

在孕期的最后三个月，妈妈常会出现腰背痛。这是因为随着胎儿长大，妈妈的脊柱弯曲度增加，改变了怀孕女性的身体重心，为了让身体重新获得平衡，只能将身体后倾，而这种姿势会加重腰背部的韧带和脊柱的负荷，导致腰背痛。当妈妈出现腰背痛时，可以尝试运动一下来缓解。

1.消除腰痛

端坐在椅子上，腰背挺直，双腿分开，左手扶住椅背，右手扶住右膝，身体向左侧扭转，保持3秒钟，换边练习。重复练习3~4次。

2.消除背痛

站姿，双腿分开，两手抓住椅背，屈膝，目视前方，一边吐气一边提臀，从下往上，依次向前弯曲腰、背、头。

妈妈应该根据自己的状况，进行适合自己的运动，如此一来因怀孕所造成的不适会减轻许多，也可以借助锻炼使自己身心愉快。怀孕时期若能适当地运动，对妈妈将大有帮助，可改善血液循环及不舒服的症状。到了怀孕后期，适当的运动对生产也能有所帮助。

臀位纠正

怀孕7个月之前，由于胎儿较小，羊水量相对较多，因而胎位常不固定，此时若为臀位，可不必处理，多数均能自然转为头位。但若到了孕期八月，胎儿仍为臀位，就应予以纠正，从而降低发生胎膜早破、脐带脱垂及臀位的风险。

纠正臀位最常用又比较安全的方法是采用膝胸卧位。操作方法是，让妈妈跪在硬板床上，双上肢及胸部紧贴床垫，臀部抬高，大腿与床面垂直。这样便可使胎儿臀部从骨盆中退出，并可借助胎儿重心的改变，促使胎儿从臀位转为头位。每日进行2次，每次15分钟，可安排在清晨或晚上进行，事前应解小便，并松解腰带。通常可在1~2周见效。然而，膝胸卧位对于肥胖或有高血压的妈妈来说仍是个不小的负担，国外有学者提出采用臀高头低位也同样可以达到纠正臀位的目的。在睡眠时，将臀部垫高，这种体位不会使妈妈感到太多的不适，更体现了人性化的关怀。

采用上述方法不能纠正的臀位，也不必勉强地进行纠正。胎儿臀位的妈妈要避免负重及节制性生活，以防胎膜早破；若发生破膜要平卧，防止脐带脱垂。

孕妇体操

怀孕期间，坚持进行孕妇体操的练习，也是妈妈锻炼身体、补充能量的极佳方式。每天练习一会孕妇体操，有助于妈妈活动关节、锻炼肌肉，使妈妈感到全身轻松、精力充沛。同时可缓解因孕期中姿势失去平衡而引起身体某些部位的不舒服感，使身体以柔韧而健壮的状态进入生产那一刻。

做操最好安排在早晨和傍晚，且做操前一般不宜进食，最好是空腹进行，锻炼结束30分钟后再吃东西。如果感到肚饿，可以在锻炼前1小时吃一些清淡的食物。

脚部运动

1.锻炼脚踝和腿部肌肉的运动。坐在椅子上，然后把脚底贴在地板上面。

2.贴近脚后跟，然后反复地抬起或放松脚尖。用同样的方法，重复练习10~20次。

3.在椅子上面跷二郎腿，然后反复地弯曲或伸直脚踝。用同样的方法，每天重复练习10~20次。

腰部、肩部运动

以肩宽分开双脚，并用双手叉腰，然后向左右拧身体。用同样的方法，左右交替地练习大约20次。该运动能锻炼肩部肌肉，而且能促进腰部周围的血液循环。

助产运动

虽然过期妊娠发生的原因还不明确，但绝大部分产科医生认为，这跟妈妈本身的体质及怀孕后期是否做适度的运动有关。因此，到了怀孕后期，尤其在满37周之后，如果产检一切正常（包括胎儿体重超过2500克、妈妈无分娩并发症等），妈妈也已做好即将生产的准备，可以多做以下运动：

青蛙蹲

贴着墙，慢慢地上、下、上、下，或可扶椅子进行。

功效

借助此运动，可让骨盆肌肉较为松弛，有助于妈妈自然生产。进行此运动要循序渐进，可于37或38周才开始每天做，越接近预产期越要多做（一天50~100个）。

坐韵律球

坐着韵律球，慢慢地上、下、上、下，类似青蛙蹲的姿势，只是较省力也较轻松。

功效

可以帮助骨盆运动。

瑜伽

进入孕晚期，妈妈的负担进一步加大，行动显得日益笨拙。此时，坚持瑜伽练习，一方面可以使妈妈保持灵活的身体，另一方面还能有效缓解孕期中出现的各种不适，迎接即将到来的生产。

狗式

❶ 背部挺直跪在垫子上，双手放在膝盖上。

❷ 将双手放在垫子上，分开与肩同宽；双腿分开与髋同宽，脚趾踩在垫子上。

❸ 吸气，抬高臀部，伸直膝盖；呼气，上半身向下压，保持此姿势，以感觉舒适为限；再呼气，恢复到起始姿势，稍作休息。

功效

此练习可放松颈部和肩部肌肉，改善肩膀、颈部和脊柱的灵活性；拉伸腿部韧带，增强身体力量，并强健生殖系统。

安全提示

高血压患者不宜做此练习。

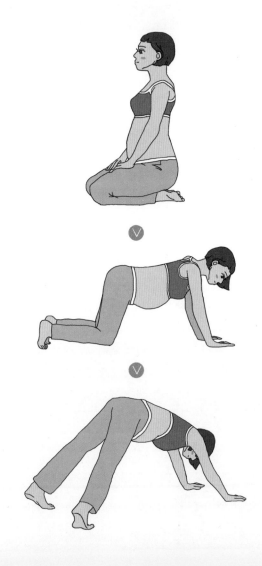

蹲式二式

❶直立，两脚并拢，两手掌心向内，自然下垂。

❷吸气，双手前平举，再将双腿左右稍稍分开。

❸呼气，双膝左右分开向下蹲，保持3～5个呼吸；再吸气时，用四头肌的力量，慢慢站立起来。

❹呼气再吸气时，踮起脚尖，腰背挺直，保持3～5个呼吸；再呼气时，恢复到起始姿势，稍作休息。

功效

此式对于孕妇来说是一个极好的练习，能加强双踝、双膝、两大腿内侧和子宫肌肉强度，增强髋部肌肉的弹性，有利于顺产。

安全提示

孕妇在练习此姿势时，一定要保持身体平衡，并根据个人情况决定下蹲的程度。

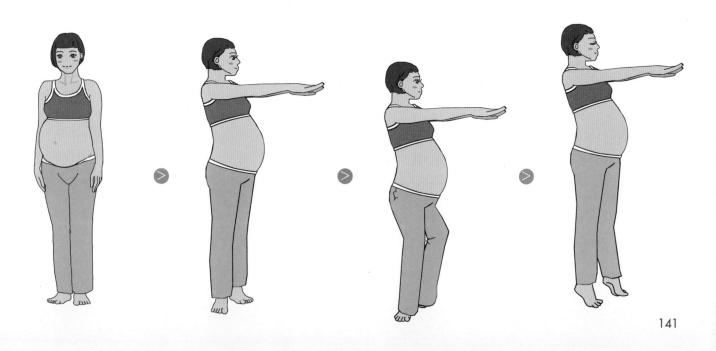

跨步扭脊式

① 将右腿向前跨步站立，双手自然下垂，掌心向内，放在身体两侧。吸气，挺直腰背。

② 呼气，弯曲右腿下蹲。

③ 吸气，右手支撑住腰部。

④ 呼气，左手抓住右大腿外侧，向右侧轻轻扭转上半身，保持3～5次呼吸。再吸气时，伸直右腿，恢复到起始姿势，稍作休息，换另一侧做以上动作。

功效

此式可锻炼股四头肌；放松腰部，灵活脊柱和背部，缓解背部的疼痛现象；刺激胃肠，帮助消化，改善消化系统功能，缓解便秘症状。

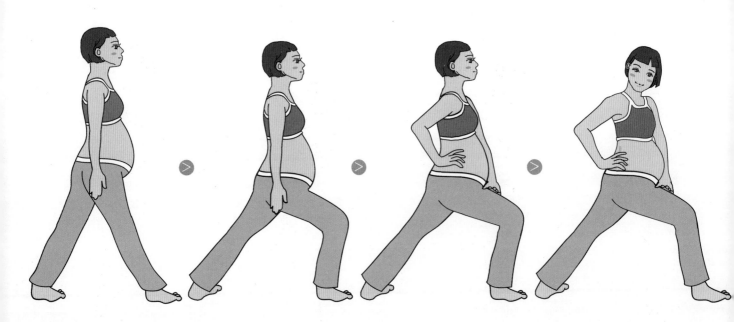

户外的简单小运动

❶ 站姿，双臂侧平举。双腿分开，手腕弯曲，指尖向上伸展，保持3秒钟。

❷ 双手下垂，左腿向前伸直，脚跟贴地，右腿弯曲，腰背挺直，保持5秒钟。

❸ 站姿，双腿分开与肩同宽，双臂向两侧平举，向上伸展腰背。

❹ 双腿分开两个肩宽，保持侧平举，腰背挺直，身体慢慢向下蹲，注意身体平衡，保持3秒钟。

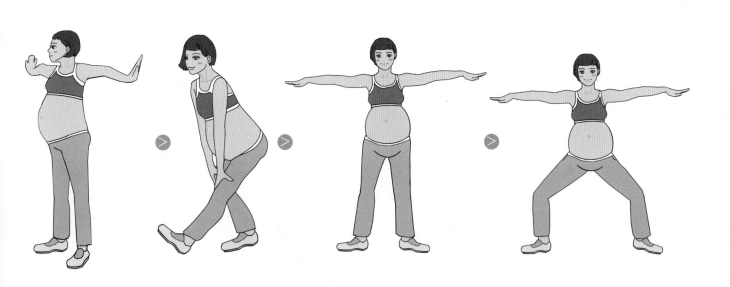

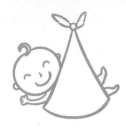

怎么教才对?

妈妈在怀孕后期要实行哪种胎教，对宝宝最有效果呢?

音乐胎教

研究表明，胎儿在母亲肚子里长到4个月大时就有了听力；长到6个月时，胎儿的听力就发育得接近成人了。这时候开展音乐胎教，能刺激胎儿的听觉器官成长。

音乐胎教是指通过音乐对母体和胎儿共同施教的过程，会对妈妈和胎儿听觉神经器官产生刺激，引起大脑细胞的兴奋，改变下丘脑递质的释放，促使母体分泌出一些有益于健康的激素如酶、乙酰胆碱等，使身体保持极佳状态，促进腹中的胎儿健康成长。就生理作用而言，因为此时期胎儿的脑神经不断增生成长，和谐的频率可让脑细胞快速生长。另外，音乐还会激发神经系统，产生神经介质，并随着血液循环渐渐进入胎盘，直至送到胎儿大脑的相应部位，促进其大脑的发育。曾有研究发现，在白鼠妈妈肚内有聆听音乐的小白鼠，出生后在迷宫的实验中一下子就能找到出口，显示音乐具有活络大脑细胞的作用。在心理作用上，音乐胎教能使妈妈心旷神怡、浮想联翩，从而改善不良情绪，产生良好的心境，并将这种信息传递给腹中的胎儿，使其深受感染。

但是，进行音乐胎教时，有一些可能造成反效果的行为，妈妈要尽量避免。首先，进行音乐胎教时，切忌将传声器贴在腹部进行胎教，或是将音乐播放得太大声，这些行为都可能会伤害胎儿的听力。

其次，立体声音乐危害更大。资料显示，人长时间处于高频立体声音乐的刺激中，易患"高频听觉损失症"，表现为血压升高、心跳呼吸加快、肌肉紧张、出汗、内分泌及胃肠功能紊乱等；对胎儿而言，立体声则有致畸作用，或使胎儿宫内发育迟缓，使胚胎死亡率增加。据美国、日本等国的流行病学调查显示，生活在高杂讯区的人，其不孕症和后代的先天性畸形的发生率远高于低杂讯区。因此，胎儿不宜长时间听节奏明快、优美动听的立体声音乐，更不要将耳机直接放置在腹部让胎儿听音乐，以防对胎儿听力器官造成危害。

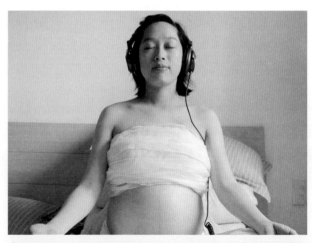

⬆ 孕期间的音乐胎教可以刺激脑细胞和神经系统的发育。

阅读胎教

大多数人都以音乐胎教为主要胎教方法，却只有少数的爸爸和妈妈会想到要说故事给肚里的宝宝听。其实，对胎儿来说，爸爸和妈妈温柔的说话声，要比音乐的影响更大，会增加宝宝的舒适感和安全感。因此，如果妈妈能在孕期以读书作为胎教的方式，不但能让宝宝熟悉妈妈的声音，也能让宝宝提早接触并浸淫在文学的知识世界里，一举两得。

妈妈阅读给孩子听的书籍，在选择上没有年龄段的限制，在体裁上也可以丰富多样，不拘泥任何一种形式，但总体来说，应当是能让心情安逸、陶冶情操、带来美好感受的读物，并且最好是可以激起母爱、唤起女性温柔情感的作品。

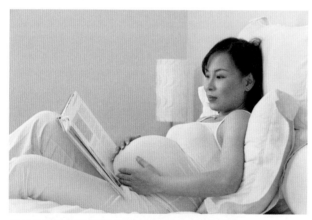

⬆ 阅读胎教可帮助宝宝更熟悉妈妈的声音。

美术胎教

尝试过音乐和阅读胎教后，怎能缺少对人类心灵有净化作用的艺术呢？根据研究，暖色系的颜色，如红、橙、黄，会对人的心理产生快乐、明亮、雀跃的作用；冷色系的颜色，如蓝、紫、灰，则通常会造成相反的效果，让人有忧郁、低落、沉重之感。因此，虽然宝宝在肚子里面看不到颜色，但艺术作品中的五颜六色会使妈妈感受到多种不同的情绪，进而影响腹内宝宝。

若想对宝宝产生较为正面的影响，可以观赏一些儿童画，使自己沉浸在天真童趣的氛围中，多去观看和体会一下孩子眼中世界的模样，心会变得更加柔软，并更容易打破思维局限，激发新的想像力和创造力，还能够使心情得到更多的舒缓和放松。

除了儿童画之外，妈妈也可挑选一些有名的艺术家，通过其画作陶冶自身性情。许多有名的画家如梵高，其大部分画作皆色彩明亮、强烈，有着简洁的线条，色调温暖感人，感情色彩浓烈，著名的《向日葵》、《星空》、《乌鸦麦田》等多部名画流芳百世。此外，闻名的巨匠画家夏卡尔，属于超现实主义画派，画作中充满了温暖可爱的颜色，主题多为可爱的变型动物们，例如在天上飞翔的马、漂浮在空中的人们等。充满想像力且带着可爱温馨调性的画作，非常适合孕期时的妈妈观赏。

除让宝宝认识国外有名画家的画作外，也可让宝宝接触中国传统文化艺术。国画的题材可分为人物、山水、花鸟等。许多流传后世的经典画作，给人韵味深远、飘逸洒脱、俊美艳丽、巧夺天工之感。妈妈可以从最为知名的中国十大传世名画开始欣赏，它们是晋代顾恺之的《洛神赋图》、唐代阎立本的《步辇图》、唐代韩滉的《五牛图》、唐代张萱和周昉的《唐宫仕女图》、五代顾闳中的《韩熙载夜宴图》、宋代王希孟的《千里江山图》、宋代张择端的《清明上河图》、元代黄公望的《富春山居图》、明代仇英的《汉宫春晓图》，以及清代郎世宁的《百骏图》。

妈妈大疑问

Question 01 妈妈不爱吃鱼怎么办?

有的妈妈怕腥,不爱吃鱼,容易导致妈妈体内缺乏蛋白质、矿物质、维生素A、维生素D、脂肪等营养物质。所以,对于不爱吃鱼的妈妈,应该在日常饮食中适当摄取以下这些食物,以补充所缺失的营养。

1.鱼油

鱼油是鱼体内的全部油类物质的统称,其主要成分是DHA和EPA。妈妈在服用鱼油时,最好选择由深海鱼提炼而成的鱼油,且不能过量服用,以每周1~2粒为宜,如果服用过多会出现食欲不振、恶心、血小板减少等症状。另外,鱼油不宜随餐食用,最好与每餐间隔1小时以上服用,以促进鱼油的吸收。

2.煮菜用植物油

不爱吃鱼的妈妈的三餐用油最好选择豆油、菜籽油、橄榄油、玉米油等植物油进行烹制,因为植物油中含有大量的脂肪酸,可以满足妈妈的营养所需。

3.把坚果当成零食

花生、葵花籽、南瓜籽、西瓜籽、核桃、杏仁、板栗、腰果、开心果、松子、榛子等坚果类食物中,含有大量具有健脑、抗衰老作用的物质,而且含有一定量的脂肪,可以代替鱼类中部分营养素的功能。

Question 02 进补要注意什么?

1.避免大量进补

为了妈妈的健康,亲友们总是不忘提醒妈妈多多进补,但过度服用补药可能加重妈妈呕吐、水肿、高血压等症状,也可促使其产生阴道出血、流产、死产或宝宝窘迫等现象。另一方面,孕期大量进补,亦容易导致妈妈过度肥胖和巨婴的发生;而血偏虚、内热较重的妈妈,则不适合食用过多性温、大热的食物,比如羊肉、桂圆和人参等,否则会出现出血、腹痛、先兆流产和早产症状。

2.宜依体质进补

　　大部分妈妈在怀孕后阴血偏虚，内热较重，如过多食用性温、大热的食物，容易"火上加火"，所以，妈妈要根据不同的体质来选择进补的食品，阴虚体质宜多食用滋阴清热的食物。如果常出现口鼻干燥、面色赤红、手足心热、小便黄赤、大便干燥的情况，基本属于阴虚热性体质，应多吃滋阴清热的食物，如海参、甲鱼、鸭肉、银耳、黑木耳、豆腐、马蹄、百合、荠菜、菠菜等；如果感觉肢体寒冷畏寒、小便清长、大便溏薄、面色发白，则可能属于阳虚寒性体质，要多吃温性食物，可适当补充牛肉、羊肉、鸡肉、黄鳝、带鱼、大枣、板栗、韭黄、蒜苗等温性食物。

Question 03　妈妈可以拔牙吗？

　　在怀孕期间，妈妈的身体对各种外界刺激十分敏感，即便是十分轻微的不良刺激，也能诱发十分严重的后果。同样地，牙齿也会变得更加敏感，并陆续出现许多牙齿问题，如牙龈出血、牙龈肿痛、牙龈乳头状增生、蛀牙等。

　　若是针对口腔的一般性治疗，只要经过医生允许，妈妈就可放心进行，但若要进行拔牙的治疗，妈妈可就要注意了。因为临床实验显示，孕妇若在怀孕初期进行拔牙，易引起流产；而在怀孕末期拔牙的话，则容易引起早产，可知拔牙对胎儿来说可能造成重大的危害。故为防止需要进行拔牙的可能，妈妈一定要做好日常护理工作，确实维护口腔的健康。

　　如果妈妈不得已必须进行拔牙，则要尽量选择在怀孕中期进行，因为这段时期相对较为安全。且在进行治疗前，必须向医生确认所使用的药物不会对胎儿造成影响，此举至关重要，妈妈必须谨记。

Question 04　妈妈可以出远门吗？

　　由于怀孕后期胎儿不断成长，子宫本身重量比怀孕前增加了20倍，加上胎儿、胎盘和羊水重量，整个子宫的重量大约有6千克。以至于到了怀孕后期，妈妈稍微走动或站得久一点都可能会有疲惫感；加上巨大的腹部容易使妈妈出现重心不稳的　情形，进而增加跌倒的可能性；另外，由于怀孕期间生理变化极大，妈妈对环境的适应能力会随之降低，长时间的舟车劳顿可能引起妈妈的不适，如恶心、呕吐、食欲降低等。上述许多因素皆显示，这时候的妈妈不适合再远行。

Question 05

此时适合进行性行为吗？

到了怀孕后期，妈妈的身体将变得愈来愈敏感，如果这时进行性行为，只要爸爸的动作稍猛或用力稍大，就极可能导致胎膜早破，使羊水大量流出，并致使宝宝发生宫内缺氧或窘迫。此外，还会发生宫内感染，影响宝宝的智力及身体发育。还有可能导致更为危险的脐带脱垂，造成早产或胎死宫内。

因此，在整个怀孕晚期中，妈妈和爸爸最好停止性行为，若一定要进行性行为，则必须注意进入的深度、力道以及过程中妈妈所承受的重量。力道方面，爸爸的动作必须轻柔，避免对妈妈的敏感部位进行反复的刺激。另外，也要注意深度，可通过采取女性在上的体位来控制适宜的深度，避免造成妈妈的不舒服。另外，不要对妈妈的腹部进行挤压或是施加过大的压力，以免产生意外。体位方面，以避免压迫到妈妈的腹部为主要考量，建议使用后侧体位或是后座体位。最后，次数不能过于频繁，以每周1次为宜，进行的时间也不宜过长，最好不要超过5分钟。

需要注意的是，在孕期的最后一个月，由于子宫口张开，使宝宝受到细菌侵袭的可能性加大，因此要绝对禁止性生活。

Question 06

有什么缓解焦虑的饮食和营养？

进入怀孕后期，面临生产的逼近，部分妈妈容易产生焦虑和抑郁的情绪，有些食物对一般人来说会有改善心情的作用，例如食用巧克力可以刺激脑内啡的生成，使人感到心情愉悦。但是碍于健康饮食的需求，一般人缓解焦虑的菜单有时并不适用于孕妇，妈妈应选择健康又富含营养的食物来作为缓解焦虑的帮手，包括富含B族维生素、维生素C、镁、锌的食物，如五谷杂粮、柑橘、橙子、香蕉、葡萄、木瓜、香瓜、鸡蛋、牛奶、肉类、西红柿、大白菜、红豆、坚果类以及深海鱼等食物，这些都有助于安抚妈妈在孕期时所感受到的不良情绪，并提振妈妈的精神以及心情。

1.B族维生素

B族维生素能够帮助妈妈调节内分泌，并稳定妈妈情绪，这类食物包括谷物类、深绿色蔬菜以及豆类食物。

2.维生素C

维生素C能够为妈妈制造肾上腺皮质激素，驱赶压力和疲劳。富含维生素C的食物有鲜枣、芥蓝、青椒、花菜、草莓、大白菜等。

3.钙

钙被称为"神经稳定剂"，能够帮助妈妈放松紧绷的神经，稳定烦躁和抑郁情绪。牛奶、豆腐、黄豆、虾皮等食物中都含有充足的钙质。

4.镁

镁能够帮助妈妈放松身体肌肉，从而稳定心律，安抚焦躁不安的情绪。香蕉、豆类食物、燕麦、紫菜、蘑菇、花生等都具有这样的作用。

5.色氨酸

色氨酸能够对妈妈的大脑形成镇静作用，帮助妈妈宁神静心。含色氨酸的食物有谷物类食物、豆类食物、坚果类食物、鸡肉、猪肉、羊肉、蛋类食物、鱼类食物等。

Question 07 如何改善产前抑郁症?

部分妈妈在孕期有不同程度的抑郁，产前抑郁症如果没有得到重视和及时治疗，会对妈妈自身、胎儿以及整个家庭带来困扰。如果妈妈在一段时间（至少2周）内有以下4种以上症状，那就要注意是否患上了产前抑郁症:

1.不能集中注意力。

2.异常焦虑。

3.极端易怒。

4.睡眠不好。

5.非常容易疲劳，或有持续的疲劳感。

6.不停地想吃东西或者毫无食欲。

7.对什么都不感兴趣，总是提不起精神。

8.出现持续的情绪低落，想哭。

9.情绪起伏很大，喜怒无常。

　　有些女性怀孕前性格开朗，怀孕后却总是莫名其妙地流泪、发脾气，这就可能是产前抑郁症引起的。因为药物或多或少对胎儿有影响，孕期最好不要采用抗抑郁药物治疗。这时，妈妈可以通过以下方法来改善：

1.尽量使自己放松：放弃那种想要在婴儿出生以前把一切打点周全的想法。

2.和你的配偶多多交流：保证每天有足够的时间和配偶在一起，并保持亲昵交流。

3.把你的情绪表达出来：向你的爱人和朋友们说出你对于未来的恐惧和担忧。

4.和压力对抗，不要让你的生活充满挫败感。

5.进行积极治疗：如果你做了种种努力，但情况仍不见好转，那么你应该立即寻求医生的帮助。

Question 08 哪些食物具有助产作用？

　　妈妈在产前应该多吃些助产类的食物，可以帮助生产顺利。以下是具有助产作用的食物，妈妈可在怀孕晚期适量食用。

1.木瓜

　　木瓜含有木瓜酵素，能够帮助妈妈消化体内的食物，降低肠胃负担，加快妈妈的新陈代谢，从而能够在生产时达到助推作用。此外，木瓜还有催乳的作用，能够预防妈妈产后缺乳。因此妈妈可在临产时吃一些木瓜。

2.鸡蛋

　　鸡蛋富含蛋白质和B族维生素，能够为妈妈储存更多的能量，促进妈妈的身体代谢。在孕期的最后一个月，适当多吃一些鸡蛋，能够使妈妈体力更充沛。但若妈妈感到整颗鸡蛋难以消化，吃多了容易引起腹胀等不适症状，可以将鸡蛋做成蛋花汤食用。

3.海带

　　海带能够促进体内放射性物质的排出，减少妈妈在生产过程中身体功能出现异常的可能性。因而在最后一个孕月，妈妈可以多喝一些海带汤。

4.豆腐皮粳米粥

　　妈妈在即将生产时，喝一些用豆腐皮、粳米和冰糖煮成的粥，能够促进排便、滑胎催生，并缩短产程，使宝宝更容易娩出，从而保证自然生产的顺利进行。

5.禽畜血

　　如猪血、鸡血、鸭血等食物，能够发挥解毒和滑肠的作用，促进妈妈排便，消除代谢负担。在出现临产征兆之后，妈妈适当食用一些禽畜血，能够加快生产的进行。

6.巧克力

　　巧克力同样能够为妈妈储存大量的能量和体力，并能舒缓妈妈在待产时期的紧张情绪，带来更多的感官愉悦。巧克力可以在妈妈马上要生产前再吃，建议妈妈吃黑巧克力或牛奶巧克力，不要选择过于甜腻的口味。

7.红糖水

　　红糖的主要成分是蔗糖，能够为妈妈快速补充大量的能量和体液，因此妈妈在开始生产后，可以适当喝一些红糖水，对于缓解饥饿和疲劳，以及补充体力十分有帮助。

8.红牛饮料

　　红牛饮料具有增强体质和体力、减轻疲劳、促进能量代谢的作用，能够帮助妈妈驱赶疲劳、兴奋神经，使妈妈在产程中保持清醒及氧气供给量充足。但若饮用过多，也会导致妈妈产后疲劳。因此妈妈可以在待产时期感到疲倦时，少量饮用一些红牛饮料，在生产过程中，若感到体力消耗过大也可以适当饮用，其余时间则要避免饮用。对于心脏承受能力较弱，或者患有妊娠高血压、妊娠糖尿病的妈妈，则不适合饮用。

9.运动型饮料

　　这类饮料中含有大量的矿物质和维生素，能够帮助处在怀孕过程中的妈妈补充流失掉的大量水分和电解质。因此妈妈可以在出现临产征兆后，少量多次饮用一些运动型饮料，对体力是一个很好的保障。

Part 5
It's time!生产全记录

等待已久的时刻终于要到来了！再过不久，亲爱的宝宝即将和爸爸妈妈见面，在此之前，妈妈要经历一段较为难以忍受的生产过程。接下来我们要陪爸妈一起面对生产中的所有疼痛和困难，让生产可以更加顺利！

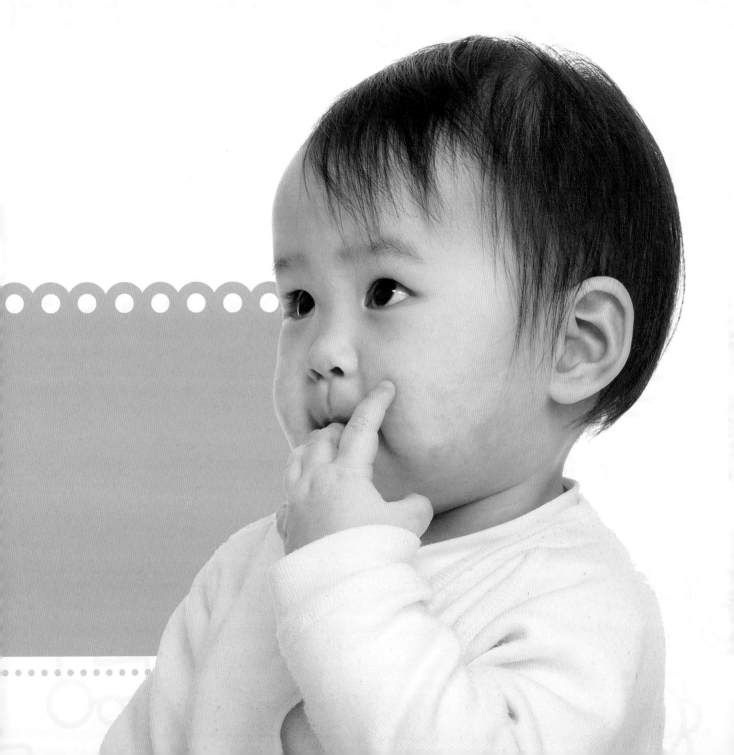

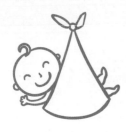

准备好了吗?

宝宝诞生的时刻即将到来，需要准备的物品有哪些呢?

为妈妈做好准备

· 衣物用品

　　拖鞋1双，内裤3~4条，厚袜子3~4双，前扣式的睡衣或睡袍、出院服装1套，束腹带1个。

· 盥洗用品

　　牙刷、牙膏、梳子、镜子、毛巾、脸盆、漱口杯、洗面乳、毛巾3条、脸盆3~4个。

· 卫生用品

　　卫生纸、湿纸巾、产后卫生棉。

· 乳房护理用品

　　哺乳式胸罩2~3个、清洁乳房的小毛巾2条、吸乳器1个、防溢乳垫，以及用于治疗乳头疼痛的药膏。

· 记录用品

　　录音设备、照相机、摄影机。注意要确保电量够用。

· 一般物品

　　可以准备果汁、巧克力，以防饥饿和生产时补充体力用。

　　依妈妈的喜好准备娱乐用品，如MP3或书籍，可用于阵痛间隙放松精神，分散妈妈的注意力。

为宝宝做好准备

· 衣物用品

　　宝宝衣服4~5套，帽子、手套各2套，口水巾2~3个、小毯子1条、婴儿车1辆。

· 贴身用品

　　洗脸盆2个、浴盆1个、毛巾2~3条、水温计1个、护肤品。

· 喂养用品

　　奶瓶2个、奶嘴4~5个、奶瓶清洁用品、奶瓶消毒器、奶粉。

· 婴儿护理用品

　　尿布、隔尿垫布、棉花、婴儿湿纸巾1包、护臀霜1瓶、爽身粉1盒。

其他需要准备的东西

· 证件类

　　夫妻两人身份证、医保卡。

· 住院或手术费用

　　提前了解医院的支付方式，带好现金、银行卡。

· 其他

　　笔和笔记本、手表（计算阵痛间隔）、手机、充电器。

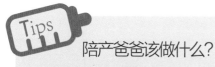

陪产爸爸该做什么?

1.参加生产相关课程

许多单位或医院都会不定期举办陪产相关课程,有些针对生产当天要注意的各种事项及说明,包括生产征兆、生产过程、缓解妈妈疼痛的技巧等,有些则从产前、产期中到产后护理,都有详尽的教学和指导,对爸爸和妈妈来说是一次非常珍贵的机会。不但可以学到更多专业的生产知识,让爸爸在面对生产过程时能有更健全的心理准备,不会呈现惊慌失措的状态,对爸爸妈妈来说也是一次培养感情的好机会。

2.陪产假规定

2016年10月,除了西藏和新疆外,其余29个省份均相继修改了本地计生条例,明确了本地的陪产假(部分地区称为护理假)的期限。其中,最短的陪产假有7天,最长的则有1个月之久,多数地区的陪产假为15天。

3.准备照相机或摄像机

除了前面所述的要为妈妈和宝宝准备的物品,以及其他住院可能会使用的重要物品外,爸爸也可以事先准备照相机或是摄像机,记录宝宝出生的神圣时刻,也为美好的一天留下永恒的回忆。

4.了解陪产的规定

在进入生产程序前,爸爸必须事先询问清楚医院关于陪产的规定,并且依照妈妈的身体状况,请教医生生产时可能会遇到什么困难。进产房前,爸爸要将手清洁消毒,并换上隔离衣帽与口罩等,准备完全后再由护理人员领入产房。

生产前给妈妈的贴心提示

妈妈生产时体力消耗比较大,因此生产前必须保证充足的睡眠。同时,生产前妈妈也尽量不要外出或旅行,以免途中生产不能及时就医。不要天天卧床休息,做一些力所能及的轻微运动是有好处的。

生产前妈妈要自我检测胎动,因为胎动是评判胎儿是否宫内缺氧的最敏感指标。若无异常情况,尚未临产的产妇不必提前住院,以免带来心理恐慌。

另外,妈妈要注意保持身体的清洁,由于产后不能马上洗澡,因此在住院之前应洗澡,以保持身体的清洁。

在家发生胎膜早破时,应该采取平卧位,并马上到医院就医,以免发生脐带脱垂。有妊娠高血压的妈妈应在产前及时接受治疗,否则对母子健康都极为不利。

爸爸应做的准备

爸爸应该在妈妈生产前将房子清扫布置好,要保证房间采光和通风情况良好,以便妈妈在产后愉快地度过月子期,让母子生活在清洁、安全、舒适的环境中。

另外,爸爸应该将家中的衣物、床单、棉被、枕头套拆洗干净,在阳光下曝晒杀菌,以便妈妈产后备用。

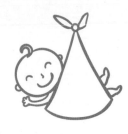

产前身心灵

通过呼吸练习、肌肉练习、放松练习和心理调适，让妈妈在生产前维持舒适且安心的身心灵状态。

产前呼吸练习

在生产中，正确的呼吸方法可以帮助妈妈放松身体、缓解疼痛。做以下一系列呼吸练习时，妈妈要躺着、腿弯曲，或者把腿放在椅子上稍稍分开，如果这个动作对妈妈来说有点困难，也可以试着盘腿而坐。从怀孕第4个月开始，建议妈妈就可以开始做呼吸练习，以促进生产顺利。

深呼吸

缓慢的深呼吸有松弛的效果，还可以为血液提供大量的氧气，将会给你带来舒适和放松。

开始时，先用鼻子慢慢地深吸一口气，同时使肚子膨胀，然后让气以一种长而稳的方式从嘴巴呼出，最大限度地缩回肚子，呼气时，脸部肌肉要放松，同时放松四肢。非常慢地做这个动作，然后重新开始做几次。

想像自身体内的呼吸循环，也有助妈妈进行呼吸练习。想像空气沿着子宫，同时也沿着想像中画在肚子上的一条灰色的线上升，当你吸气到最大限度的时候，不要停止，并开始呼气。同时，想像着你呼出的气体沿着你的脊柱一直到底，并朝向会阴和子宫颈口的方向。你的呼吸形成了一个圈，围绕着子宫和你的宝宝。

浅呼吸

开始时先吸一口气，然后轻轻地快速呼气，不要发出声音。只有胸部较高的部分起伏，肚子几乎保持不动。这种呼吸应该是有节奏的，并记得不要呼吸得越来越重，而是伴随着规律的节奏愈来愈快，大概2秒钟进行1次呼吸循环。在做这种呼吸时，妈妈可以闭上眼睛，会加强练习的效果。

浅呼吸将会在因为宫颈扩大而引起的强烈收缩发生时派上用场，在你想用力时，用这种方法可以帮助你。但是在子宫颈扩大结束和娩出时不能运用这种呼吸方式。

用力时的呼吸

这时的呼吸涉及生产的最后阶段：孩子下降直到出生。此时有两种呼吸方式：

1.屏息

即传统的"吸气、屏气、用力"。可以进行以下练习：深深地吸气，到达吸气顶点时，保持住呼吸，脑子里数到5，然后用嘴呼出那口气。逐渐地你将会数到10、20甚至30，也就是说屏气半分钟。

2.抑制呼气

这和深呼吸是相似的方法，但是这种方法着重强调腹肌的收缩来帮助胎儿出生。先做一个深深的腹部吸气，同时鼓起肚子，在缩回肚子时，空气通过嘴轻轻地呼出，腹肌尽最大可能地收缩。为了训练，你可以吹气球。但是不要在第9个月做这个练习，以免使子宫颈承受压力。

产前肌肉练习

产前肌肉运动不仅可以帮助妈妈松弛肌肉和关节、增加体能，更重要的是使妈妈练习控制与生产有关的肌肉，以减少生产时的痛楚，使生产得以顺利进行。妈妈可以从孕期的4月到7月之间，进行产前肌肉练习。

增强骨盆关节柔软度

1.盘腿而坐

盘腿而坐是一个很容易做的姿势，当你习惯了这个姿势时，在读书、看电视等时都可以采用它。首先，脚后跟放在臀部下面，膝盖离地，保持背部挺直。一开始，你很快就会感到累，为了放松，可把腿向前伸开。这个姿势有利于拉牵大腿肌肉和增强骨盆关节的柔韧度，如果这个姿势对你来说很困难，可以

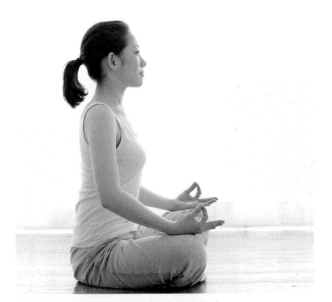

⬆ **练习盘腿可增加骨盆关节的柔软度。**

在臀部下面放一个垫子。

2.下蹲

一开始，把脚在地板上放平将会很困难，你会感到小腿的肌肉和大腿的肌肉很疼痛地紧绷着。不用过于坚持，因为只要几天的时间你就能毫无困难地做这个练习了。为了更好地做出这个动作，请深呼吸，在呼气时重新挺直。要习惯于你每次弯腰俯身时就做这个动作，而不是向前倾斜。要学会抬高分开的膝盖，背挺直，尤其要避免弯成弓形。

增强会阴的弹性

会阴是胎儿娩出母体的地方，在临产前对会阴部进行锻炼可以增加产道的弹性，相对降低生产时的痛楚。

1.坐下，稍稍向前倾，膝盖彼此分开，前臂和肘放在大腿上，一开始慢慢地收缩会阴，保持几秒钟，然后放松双倍的时间。这个练习坐着站着都可以做，重复12次，一天2~3遍，并持续到生产。为了使会阴的肌肉变发达，做练习时应该有点儿强度，每次至少保持5秒钟。如果中途没有坚持住，要循序渐进地做练习，不能急于求成。

2.深深地吸气，然后在呼气时缩回腹部大概10秒钟，放松自己，然后重新开始。你一天中可以做好几次这个练习。

保持胸形

站直，肩部向后张。有规律地运动支撑腰部的肌肉。

1.把肘抬高到和肩一样高，手指分开，两手在第一个指节处相触，两掌尽最大力量互压。停止互压，但是手不要分开，放下肘部，然后重新开始，重复10次。

2.成水平伸开两臂，然后尽可能地向后伸。最后

沿着身体归位，重复10次。

3.把两臂水平伸直画圆圈，圈要尽可能地大，重复10次。

提肛运动

盆底肌肉支撑着直肠、阴道、尿道，而提肛运动可以增强盆底肌肉的强度，增加会阴的弹性，可以避免生产时阴部肌肉被撕伤，还能有助于避免孕中后期出现的尿失禁现象。

提肛运动的方法：以中断排尿的方法用力收缩肛门，收缩盆底肌群10～15秒，放松5秒钟。重复做10～20次，一天做3次。妈妈在站立、坐或者躺下时都可以做这项运动。

骨盆摇摆运动

站立，腰部挺直，腹部朝前，把左手放在腹部，右手放在臀部，吸气。然后，慢慢地逐渐收缩腹肌，夹紧臀部同时向前、向下推动，呼气。为了帮助你很好地完成这个动作，把右手向下伸，左手向上伸。如此，力作用于骨盆，使其改变方向。当你能够正确地做这个动作时，你就不用手的帮助了。

另一种为通过爬行所完成的骨盆摇摆运动。胳膊伸直并且垂直，两手相隔30厘米，大腿同样垂直，膝盖相隔20厘米。慢慢地使背部成凹形，抬头，尽可能地提高臀部，做这些动作时吸气，并且使腹部放松。然后，像小猫一样把背弓成弧形，收缩腹部，最大限度夹紧臀部并垂向地面，轻轻地把头垂向两个胳膊之间，做这些运动时要吸气。

产前放松练习

这个练习应从第4个月开始做，并一直持续到生产。躺在一个有点儿硬的床垫上，或者铺上毯子躺在地上。准备3个枕头：一个在头下，一个在膝盖下，

一个用来垫脚，以便身体的所有部分都能被很好地支撑住。

先从右手开始，轻轻握拳，保持几秒钟，然后逐渐地松开；再慢慢地收缩胳膊，保持几秒钟压力，再慢慢地放松；左手和左臂也做同样的练习；然后轮到腿，相继地收缩和放松脚趾、小腿和大腿的肌肉。

然后从四肢转移到身体的躯干部分，收缩臀部、腹部、会阴等的肌肉，最后是脸部。一开始要想完全放松脸部可能会有困难，因为脸部有接近60块肌肉。首先试试同时收缩这些肌肉，闭上眼睛和嘴，收缩上下颌，别忘了额头，这样保持几秒钟，然后完全放松，重复练习3～4次。

接下来同时放松身体的所有肌肉。深呼吸3～4次，然后，在吸气的同时收缩所有的肌肉：胳膊、腿、腹部、会阴、脸部。保持3～4秒钟。然后呼气的同时完全放松，保持10～15分钟。

放松之后不要突然站起来，这样会头晕。先做两三个深呼吸，伸长胳膊和腿，坐起来，最后慢慢地起身。

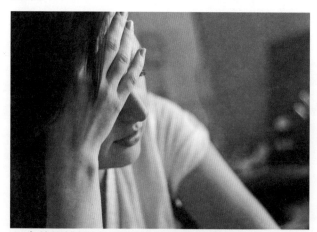

⬆产前放松练习，可以改善妈妈焦虑的心情。

产前心理调适

克服产前恐惧

部分孕妇，尤其初产孕妇可能对临产感到恐惧，除了害怕生产时所感到的疼痛，也怕生产过程中出现意外。其实这是不必要的，每一位妈妈应该相信自己的能力，相信自己也可以撑过去，不必惊慌、恐惧，顺其自然就好。并且，如果临产时精神紧张，忧心忡忡，将会影响产力，从而导致产程延长，造成生产困难，带来多余的麻烦和痛苦。

除了妈妈对自我的鼓励之外，家人和朋友亦要对妈妈进行开导，尤其是爸爸要多抽出点儿时间陪伴妈妈，提升妈妈的安全感；其次，妈妈可以多听些音乐以调节心情，在舒缓情绪的同时，还具有胎教的功效；另外，妈妈多进行散步、深呼吸等舒缓的运动，可提高身心的自我调节能力。

放松心情帮助生产

一般而言，心情舒展，肌肉也会放松；心情愈紧张，肌肉就会绷得愈紧。如果妈妈此时精神极度紧张，心理负担很重，则肌肉也会绷得很紧，产道也不容易扩张，将延缓生产时间，加剧产痛，还可能会导致难产、滞产、新生儿窒息等状况。妈妈可以通过深呼吸、联想、转移注意力等方法放松心情。

减轻疼痛的心理疗法

1.有助于放松的方法有肌肉松弛训练、深呼吸、温水浴、按摩、改变体位等。

2.借助呻吟和呼气等发泄方法减轻疼痛。

3.相信自己会顺利生产，保持良好的情绪，可提高对疼痛的耐受性。

4.借助想像与暗示，在脑海中想像宫缩时子宫口在慢慢张开，阴道在扩张，胎儿渐渐下降，同时告诉自己："生产很顺利，很快就可以见到宝宝了。"

5.看看喜欢的杂志、听音乐、跟家人交谈等，分散注意力，缓解疼痛。

家人与朋友的关爱

家人和朋友的关爱可以缓解妈妈待产和生产时的紧张情绪，使妈妈顺利度过生产期。其中又以爸爸的陪伴对妈妈具有独特的作用，爸爸可以在妈妈疼痛时给予爱抚、安慰及感情上的支持。在得到丈夫亲密无间的关爱与体贴时，妈妈紧张恐惧的心理会得以缓解，并减少孤独感。

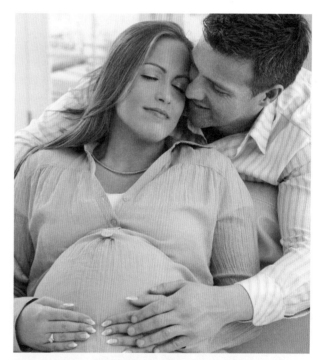

⬆ 生产期间，爸爸须在妈妈身边表示支持与关爱。

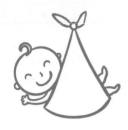

必学生产知识

这里告诉妈妈所有在生产过程中需要了解的小知识。

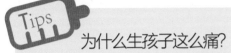

为什么生孩子这么痛？

根据研究指出，生产的疼痛指数仅次于断手指和癌末，因此能忍受过生产疼痛的妈妈们真的很伟大，但是，为什么生产会造成这么严重的疼痛呢？

许多人以为生产的疼痛源自于子宫肌肉收缩，其实并非如此，生产疼痛是由于胎儿在通过子宫颈、阴道、周围组织时的拉扯造成的。在生产过程中，宫缩的目的不是把胎儿挤出来，而是把子宫颈的肌肉往上拉，让出通道，好让胎儿的头被推出去，而因骨盆的肌肉和韧带布满各种接收压力和疼痛的神经末梢感觉接受器，所以会牵扯子宫邻近的某些组织器官，因此产生局部痛感。

生产的疼痛程度和平时的活动量和精神紧张因素密切相关，平时活动量大的体力劳动者，在生产时会比较顺利，痛感也相对减轻；平时活动少的孕妇，则常因极度紧张和恐惧而加剧疼痛。精神方面，精神愈是紧张，产痛就愈厉害。因此妈妈要掌握生产的技巧，学会按照产程进度呼吸、放松和用力，学会把宫缩、阵痛的过程看作自己的呼吸、用力、放松的过程，能转移对于疼痛的注意力。

缓解疼痛方法

如此巨大的疼痛，让妈妈在喜悦迎接宝宝的同时，也引起了紧张和恐惧的心理，对于大多数产妇，尤其是初产妇而言，是一种心理上的煎熬。为了帮助妈妈顺利度过生产的疼痛，我们整理了一些缓解生产疼痛的方法，不但可以降低产妇生产时的痛苦，更重要的是，它能够减少产妇不必要的耗氧量和能量消耗，防止母婴代谢性酸中毒的发生，提高产程进展的速度，并降低产后出血率。同时，它还可以避免子宫胎盘血流量的减少，从而改善胎儿氧合状态，降低胎儿缺氧及新生儿窒息状况的出现。

1.正确站姿

在生产的过程中，妈妈的站姿要尽量以放松为主，因为放松的身体才会形成放松的心理，而有助于生产。以站姿而言，正确的姿势是要放松腿部、肩部和颈部，并且必须挺直脊椎；紧张的姿势则是在站立状态下用力伸直双腿，然后肩部和颈部用力。

2.正确坐姿

生产过程中，妈妈会花一段时间维持坐姿，例如在不同产程之间的等待期间。此时，正确的姿势非常重要，应该挺直后背，放松肩部；即如果倾斜后背，就容易导致腰痛症状，是错误的姿势。

3.不浪费体力

生产过程是非常耗费体力的，因此妈妈要尽力保存体力。而保存体力最好的方法就是适当地放松及休息，如刚才所提到的正确的站姿和坐姿，就是良好的放松方式。另外，妈妈也要记得放松膝盖、肩部、颈部和手腕。

记住，疲倦和紧张只能加重生产中的痛苦，而且严重地降低孕妇的控制能力，加上精神和肉体有着密切的关系，因此身体愈放松，愈会有充足的精神来面对生产。在试图放松后，妈妈时常在不自觉当中又恢复到紧绷的状态，切记一定要时时注意放松自我身体和心理，为生产做好准备。

4.三阶段呼吸法

呼吸法是一种便于掌握及施行的减轻疼痛方法，能帮助妈妈在子宫收缩时集中精神，摆脱剧烈阵痛的梦魇。虽然呼吸方法不一定能彻底消除生产时的痛症，但可提高忍痛的承受力，使孕妇顺利地克服生产时的痛苦。另外，正确的呼吸方法亦能减轻孕妇的紧张感。只要消除紧张情绪，静静地呼吸，在强烈的刺激下，孕妇也能做出非常沉着的反应。如果孕妇过于紧张，就不能正常地发挥功能，因此会影响子宫的收缩。

为了掌握这种技巧，必须把阵痛当成诞生宝宝的重要过程，在实施呼吸法时，有些孕妇喜欢闭上眼睛全神贯注，或者慢慢地数数。在这种情况下，如果把注意力转移到屋内的物品，则更有助于呼吸法的练习。

下面分三个阶段详细地介绍基本呼吸方法，而这些呼吸方法与阵痛的程度有密切关系。阵痛程度具有一定的主观性，因此要选择适合自己的呼吸程度和时间。如果初期的子宫收缩没有造成严重的疼痛，就只需要第一阶段的呼吸方法。接着再随着生产第一期的结束，逐渐进入第二阶段和第三阶段的呼吸方法。

· 第一阶段呼吸法

在生产初期，如果子宫收缩频繁，而且收缩间隔特别长，或者收缩程度较弱，大部分孕妇只需要第一阶段的呼吸方法。做法为稍微张开嘴，然后通过嘴和鼻子呼吸。记住，不能张大嘴，只用嘴呼吸，也不能合嘴只用鼻子呼吸。

这种呼吸方法不需要大量的呼吸量，因此容易持续呼吸。在吸气时，应该稍微加大力量，这样空气就能自然地进入肺部。孕妇最好利用腹部上方，即下肋骨周围有规律地、柔和地呼吸。

· 第二阶段呼吸法

子宫的收缩逐渐强烈时，适合使用第二阶段呼吸方法。此时，必须按照收缩节奏控制呼吸速度。随着收缩节奏的加快，应该适当地加快呼吸速度，并逐渐摆脱第一阶段呼吸方法，进入第二阶段呼吸法。如果子宫收缩消失，就应该慢慢地、深深地呼吸。第二阶段呼吸方法能帮助孕妇顺利地度过不同的收缩期。

· 第三阶段呼吸法

第三阶段呼吸方法是强烈、短暂地呼吸。在这个阶段，子宫的收缩很强烈，收缩时间较长，而且非常痛苦，因此最好使用第三阶段呼吸方法。该呼吸方法是第二阶段呼吸方法的改进型，能适当地提高呼吸强度。

首先轻轻地呼吸两次，然后快速、强烈地呼吸两次，这样空气就能柔和地进入肺部。换句话说，轻轻地呼吸两次后，再快速地呼吸两次。

5.按摩法

为了轻松地生产，除了基础呼吸法以外，还可以练习各种肢体方面的辅助动作，妈妈最好是在爸爸或家人的帮助下进行这些动作，较为安全。

· 指压后背脊骨

在后背出现子宫收缩感时，如果用力按摩脊椎下部，就能缓解疼痛。按摩时，孕妇不能平躺，最好倾斜地侧卧。当后背或腹部出现收缩感时，可以采用用力指压后背的方法，如果开始阵痛，就应该用力按摩后背下方的天骨部位（骨盆后的分界部位）。在实施这种方法时，必须用力按摩。

用力按摩后背的同时，如果抚摸下腹部，会有助于减轻疼痛。而如果妈妈正经历子宫第一次的收缩，可以把一只手放在天骨部位，然后叠放另一只手，并靠墙而站，这样亦能有效地缓解阵痛。

· 对腹部进行轻柔抚摸

对腹部进行轻柔抚摸的方式对缓和疼痛非常有效，方式分为两种：第一种方法是用一只手把下腹部分一半，然后沿着半圆抚摸。不管是平躺还是侧卧，都可以实施第一种方法。第二种方法是，利用双手从下腹部开始按摩到臀部，然后在腹部外侧周围画两个

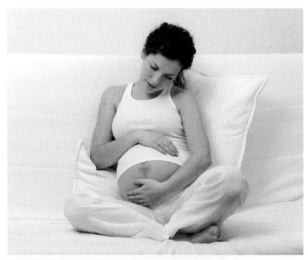

↑ 对腹部进行轻柔抚摸可以减缓疼痛。

圆圈。此时，还可以向反方向按摩。

为了保护因按摩而受到持续摩擦的皮肤，在生产前妈妈最好在皮肤上涂抹婴儿用的爽身粉，这样就能防止摩擦所引起的皮肤不适。在抚摸腹部时，禁止用力过猛，以免孕妇的腹部受到压力。

· 腿部按摩

子宫收缩出现在大腿附近时，以下方法比较有效。把一只手放在膝盖内侧，然后沿着大腿内侧用力按压到臀部。把手移到膝盖上面，然后反复地按摩。这个动作孕妇也能独自进行，但最好是由丈夫帮忙。

· 腿部痉挛时刺激脚趾

有时，在生产第二期会出现腿部痉挛现象。尤其是把双腿放在生产台上面时，容易引起腿部痉挛现象。在这种情况下，最好放松痉挛的肌肉。如果小腿部位痉挛，就应该向外侧伸直腿部。如果腿部前侧痉挛，就应该伸直腿部，并刺激脚趾。

6.拉梅兹生产法

拉梅兹生产法是为缓解生产时的阵痛和精神痛苦实施的生产方法，即主动利用身心减轻阵痛和生产疼痛的方法，包括呼吸法、松弛法、联想法，是欧美国家中被广泛使用的生产方法。

· 呼吸法

呼吸法是拉梅兹生产法的重点。一般情况下，在拉梅兹生产法中使用胸式呼吸法。通过这种呼吸法，可以得到三种效果。首先，能充分地提供氧气，充分地放松肌肉及体内组织；其次，给胎儿提供充足的氧气，有助于胎儿的健康；另外，通过呼吸能把注意力转移到呼吸中，因此能缓解疼痛。随着生产过程的不同，呼吸方法也不同，因此要掌握好其中的知识。呼吸法包括生产第一期的三种阶段呼吸法和生产第二期的呼吸法。

生产第一期的第一阶段称为初步阶段，于子宫口开启3厘米左右时。此时如果开始阵痛，请轻松地通过鼻子吸满气，再从嘴巴缓缓地吐气，如此反复缓慢地进行深呼吸。速度方面，呼吸速度为孕妇正常呼吸速度的1/2～2/3，例如正常呼吸速度每分钟为20次，那么此时的呼吸速度应在10~13次之间。

生产第一期的第二阶段为加速阶段，于子宫口开启7～8厘米时。此时如果出现阵痛，就应该开始进行深呼吸，并慢慢地加快呼吸的速度，等到阵痛慢慢减轻后，再减缓呼吸速度。另外，每次的持续呼吸时间为2秒钟，吸气1秒，然后吐气1秒。

生产第一期的第三阶段为转变阶段，于子宫口开启8厘米以上时，或者完全开启。此时的呼吸速度类似于开口期的呼吸速度，但是要间隔三次并像叹气一样深呼吸，因此这种方法又被称为"吸—吸—呼"呼吸方法。此时，不要发出声音，只是把嘴型调整为"吸—吸—呼"形状。第三次的"呼气"中，应该深深地呼气。尽量用鼻子呼吸，这样就能防止用嘴呼吸时容易出现的口干舌燥现象。

生产第二期的准备期的呼吸方法为闭气用力呼吸法，此时期为子宫口完全开启至胎儿出生为止。首先，要像深呼吸一样深深地吸气，然后像排便一样向下用力，同时憋着气数数，数到10，然后再次吸气，并反复地用力。在阵痛过程中，最好反复地用力呼吸3～5次。即使子宫口完全开启，也不一定马上就能产出胎儿，只有出现阵痛时，胎儿才能有效地下移到产道，因此出现阵痛后必须持续地用力，并把胎儿挤出体外才能诞生新生命。

· 松弛法

如果出现阵痛，剧烈的痛症会使全身僵硬。在这种情况下，僵硬的肌肉会大量地产生乳酸，因此加重身体的疲劳。

相反，如果放松全身，就能分泌松弛素激素，因此能促进全身的放松。如果充分地放松身体，就能加快子宫的开启速度，因此能缩短阵痛时间。松弛法是通过全身的放松来松弛身体肌肉的方法。

肌肉是连接关节的器官，因此放松关节就能放松肌肉。在日常生活中，必须练习手腕、脚踝、肘部、肩关节、膝关节、股关节、颈关节的松弛方法。一般情况下，人的肌肉都处于紧张状态，因此很难彻底放松全身肌肉。此时，丈夫会发挥非常重要的作用。孕妇很难独自判断全身的松弛程度，因此最好由丈夫检查肌肉的松弛情况。

· 联想法

内腓肽为类似于玛啡的物质，在生产后期，大脑会大量地分泌。而联想愉快的事情能促进内腓肽的分泌，进而提高对疼痛的抵抗能力。联想法是精神预防训练之一。只要是能转换情绪的联想，都能成为很好的联想素材，如联想幽静的休息处、美好的回忆，就能消除紧张感，而且能缓解痛苦。大部分孕妇认为，坐在海边平静地观赏大海是最有效的联想。不管是什么，只要能诱导平静的心情和快乐，都能成为很好的联想。

一般来说，出现阵痛时可采用联想法，但如果缺乏平时的练习，在出现阵痛时就很难联想愉快的事情。因此在日常生活中，应该努力地寻找联想素材，并积极地练习联想、放松、呼吸等方法。

7.减痛分娩

减痛分娩为半身麻醉的一种，在进行自然生产时，医生会在产妇腰椎第4节和第5节之间放置一根管子，通过这根管子将麻醉药物输入产妇的体内，此麻醉过程即为减痛分娩。减痛分娩也曾被称为无痛分娩，但因医生施打的剂量通常不会让孕妇完全感受不到子宫收缩，因此减痛分娩是较为正确的名称。

据统计，施行减痛分娩之后，有85%的孕妇完全感觉不到疼痛，12%的孕妇的疼痛感会减轻，而有3%的孕妇感觉无太大差异。由此可知有了减痛分娩的帮助，可以促使产妇保持神智清醒，不会痛晕过去，而能和医生配合，将胎儿顺利娩出。此外，减痛分娩的施行也可去除妈妈对生产的恐惧，进而放松妈妈的身心灵。

许多人会担心，减痛分娩的麻醉或其他成分的药剂，会不会影响到妈妈或是胎儿的健康？对妈妈而言，可能会发生一些副作用，如头痛或是低血压等，但非常少见，并通常在施打后数小时就会获得缓解。另外，施打过程中伤到脊椎或是神经的概率也非常小。对胎儿而言，则不会有任何影响。

假性宫缩与真性宫缩

假性宫缩

这是不规则的宫缩，强度、持续时间、频率皆呈现不规则，可能连续几小时都没有明显的规律。生产前假性宫缩多出现在身体前部、腹部下方，引起疼痛一般在腹部下方，而不是在子宫内。

真性宫缩

往往有规律可循，宫缩会愈来愈强、持续时间更久、次数更多，宫缩时间变长，间隔则缩短。真性宫缩大部分出现在腹部下方，但是会扩散到背部下方，会有紧绷、拉扯的疼痛。通过有意识的放松其他肌肉，这种疼痛状况是可以减轻的，甚至克服。

要区分真性与假性宫缩，可以采用"一五一"的原则来判定，即如果宫缩持续至少1分钟、每次间隔5分钟或更短、此状况持续至少1小时，那么即可认定是真性宫缩。

记录宫缩时间

必须记录宫缩持续的时间长度及频率。宫缩频率或许会比每次宫缩时间的变化小，但这个测量能更为准确地表明临产的进程。宫缩的时间以及间隙长短可帮助显示你临产的进程。

妈妈在不同产程中该怎么做？

第一产程

第一产程是指从子宫出现规律性的收缩开始，直到子宫颈完全开大为止。在此产程中，妈妈应该做到以下几点注意事项：

1.不要用力

在此阶段，宫口未开全，产妇用力是徒劳的，过早用力反而会使宫口肿胀、发紧，不易张开。

2.放松身心

在刚开始的几个小时，妈妈可以起床伸展、活动，因为妈妈此时在每次收缩之间都会感到轻微的疼痛，站起来走动可以让收缩良好地进行。另外，在地心引力的作用下，也会促使胎儿头部挤入宫颈和骨盆底。除了身体外，妈妈也要放松紧张情绪，否则会直接影响子宫收缩，并使食欲减退，引起疲劳、乏力，影响产程进展。

3.进行腹式呼吸

妈妈此时可练习深慢、均匀的腹式呼吸，即每次宫缩时深吸气，同时逐渐鼓高腹部，呼气时缓缓下降，可以帮助减轻疼痛。

4.采取最佳体位

只要能使妈妈感觉阵痛减轻的姿势，就是最佳姿势，因此在此产程中，妈妈可以任意变换姿势，除了帮助自己找到最舒服的姿势外，还有助于骨盆腔的血液循环。

5.补充营养和水分

此时妈妈要尽量吃些高热量的食物，如粥、牛奶、鸡蛋等，以保证有足够的精力来承担生产重任。

6.勤排小便

膨胀的膀胱会影响子宫收缩，因此妈妈应在保证水分充分摄入的前提下，每2~4小时主动排尿1次。

第二产程

第二产程是指从宫口开全到胎儿娩出的阶段，又叫"排出阶段"。以下事项是妈妈在第二产程中所要注意的：

1.适时用力

在此产程中，产妇积极地用力是十分重要的。在宫口开全后，产妇要注意随着宫缩用力，当宫缩时，两手紧握床旁把手，先吸一口气憋住，接着向下用力，并在子宫收缩间歇尽量放松，平静地深呼吸，放松，并补充水分，准备下次用力。

当胎头即将娩出时，产妇要密切配合接生人员，不要再屏气向下用力，避免造成会阴严重裂伤。

2.调节呼吸

许多妈妈虽然在产前做了许久的呼吸练习，可是一到了生产的时刻，因为疼痛或是紧张，就把所有练习的步骤都忘记了，使得呼吸没有节奏，若是过度呼吸会引起母体缺氧，憋气则会耗费体力，不管哪种都是对生产不利的。因此妈妈要谨记产前的呼吸练习，并在生产时实行，才能发挥练习的效果。

第三产程

第三产程是指从胎儿娩出直至胎盘娩出，妈妈在此时应做到以下事项：

1.恢复体力

生产结束后2小时内，产妇应卧床休息，并进食半流质饮食以补充消耗的能量。

2.注意身体异常

一般产后不会马上排便，如果产妇感觉肛门坠胀，有排大便之感，要及时告诉医生，并检查以排除软产道血肿的可能。如有头晕、眼花或胸闷等症状，亦要及时告诉医生。

Tips

爸爸需了解的三产程护理知识

第一产程的护理：此时宫缩疼痛刚刚开始，产妇的精力还比较充沛，应该多与她进行语言方面的交流。

第二产程的护理：多在产妇身边称赞与鼓励，使她增强信心。爸爸要指导产妇配合宫缩屏气用力，对她的进步及时给予肯定和鼓励。宫缩间歇期，产妇应该坚持进行活动，如站立、走动、下蹲等。随时满足产妇的生理需要，如饮水、擦汗等。

第三产程的护理：当产妇生产时，孩子爸爸若在身边，则要帮忙激励妈妈完成适时用力以及调节呼吸的任务。

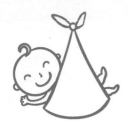

自然产还是剖宫产?

到底哪一种比较适合妈妈呢?

自然生产

自然生产,又称为顺产,是最理想、对母婴健康最安全的生产方式,意指在有安全保障的前提下,几乎不加任何人工干预手段,让胎儿经阴道娩出的生产方式。

生产时,胎儿会根据产妇骨盆的形态大小,被动地进行一系列适应性转动。自然生产时,胎儿头的枕骨一般位于产妇骨盆前方,叫作枕前位。胎头进入骨盆时,呈半俯屈状态,胎头的前后径与母体骨盆的横径或斜颈一致。产妇的规律性收缩,推动胎儿下降,等到达骨盆中部,胎头的前后径转成和母体骨盆前后径一致,即枕部转到母体的耻骨下方,此时胎儿的头部更加俯屈,下颌会接触到胸部。在骨盆出口时,胎儿头伸转出骨盆外,此时在阴道口可以看见,胎儿头转向一侧,面朝产妇侧方,先娩出前肩、后肩,然后整个胎儿随之娩出。

胎儿娩出后,医生会协助产妇娩出胎盘,轻拉脐带的同时,轻压子宫底,以使胎盘完整娩出。胎盘娩出后,医生会检查产妇阴道有无裂伤,再对伤者施行缝合术。

许多妈妈害怕自然产的其中一个原因,是较剖宫产更为疼痛。不过每个妈妈生产的过程是因人而异的,身体和精神状况也都会对产痛的剧烈程度和长短产生影响,加上现在有减痛分娩的出现,减轻妈妈在自然产的过程中所受到的疼痛,因此妈妈已经不需要害怕自然产了。

自然生产优缺点

对妈妈而言的优点

1.自然生产时的生产阵痛会刺激妈妈的垂体分泌一种叫催产素的激素,这种激素不但能促进产程的进展,还可以促进妈妈产后乳汁的分泌,甚至在增进母子感情中也发挥了一定的作用。

2.自然生产损伤小、出血少、住院时间短,并发症少。

3.生产阵痛也使子宫下段变薄、上段变厚、宫口扩张,产后子宫收缩力会更强,有利于恶露的排出,也有利于子宫复原。

4.腹部恢复快,可很快恢复原来的平坦。

5.自然生产能降低再次怀孕时的风险。

对宝宝而言的优点

1.通过自然生产方法所产下的宝宝,其肺泡弹力较足,并容易扩张,有利于宝宝在出生后很快建立自主呼吸。

2.随着生产时胎头受压,婴儿的血液运行速度变慢,相应出现的是血液充盈,兴奋呼吸中枢,帮助宝宝建立正常的呼吸节律。

3.在生产时,胎儿由于受到阴道的挤压,呼吸道里的黏液和水分都被挤压出来,因此,出生后婴儿患有新生儿吸入性肺炎和新生儿湿肺的概率相对减少。

4.通过产道生产的宝宝，由于头部受到产道的挤压，对之后大脑以及智力发育都有一定的好处。

5.宝宝在经过产道时会主动参与一系列适应性转动，并发生了一系列形态变化，特别是适应功能方面的变化，这会增加宝宝皮肤及末梢神经的敏感性，为日后身心协调打下良好的基础。

6.自然生产后可以立即进食，并可以喂哺母乳。

缺点

1.产程较长，会有持久阵痛。

2.会发生急产（产程不到3小时），尤其是经产妇以及子宫颈松弛的患者。

3.可能会毫无征兆地发生羊水栓塞。

4.胎儿在子宫内发生意外，如脐绕颈、打结或脱垂等现象。

5.如果胎儿难产或母体精力耗尽，需用产钳或真空吸引，协助生产时会引起胎儿头部血肿。

6.如果胎儿过重，易造成肩难产，导致新生儿锁骨骨折或者臂神经丛损伤。

7.如果羊水中产生胎便，会导致新生儿出现胎便吸入综合征。

8.可能导致产后出血，若产后出血无法控制，需紧急剖宫产处理，严重者须切除子宫，甚至危及生命。

9.自然生产会伤害到会阴组织，容易造成感染或外阴血肿等情况。

10.会导致阴道松弛、子宫膀胱脱垂后遗症。

自然生产成功四要素

自然生产是最有益于妈妈和宝宝的生产方式，但并非所有的妈妈都能顺利完成自然生产。妈妈要具备下列四种条件，才能确保自然生产的过程能够顺利：

1.产力

产力就是将胎儿推挤出产道的力量，包括产妇的子宫收缩力、腹肌和肛提肌的收缩力以及膈肌的收缩力。其中子宫的收缩力是主要的产力。只有经过充分时间的宫缩，才能迫使宫口扩张全开，以利于胎儿的下降及顺利娩出。

2.产道

产道即生产胎儿的通道，是一个形态不规则的椭圆形弯曲轨道，分为骨产道和软产道。骨产道是指产妇的骨盆，骨盆的大小、形态直接影响到生产。软产道是指产妇的宫颈、阴道及外阴，如果宫颈开口全、阴道没阻力，胎儿就能顺利通过，正常娩出。

3.胎儿

胎儿的大小、有无畸形及胎位是否正常，直接与生产是否顺利有关。

4.精神

产妇的精神状态在顺利生产中扮演着非常重要的角色。在生产过程中，妈妈应该正视宫缩带来的不适和疼痛，战胜对生产的恐惧，对自己和胎儿有信心。

自然生产的三大产程

生产的过程分为第一产程、第二产程、第三产程。

第一产程

第一产程从出现规律性的宫缩开始，直到子宫口逐渐扩张到10厘米。从子宫开始有规律地收缩、阵痛开始，过程大概会持续6~12小时。随着产程的进行，当宫颈口扩张到3~4厘米时，宫缩会变得愈来愈强烈、愈来愈频繁，而且每次宫缩持续的时间也变得愈来愈长。在宫颈口扩张到8~10厘米的过程中，宫缩每次持续时间可达到1~1.5分钟，每2~3分钟1次，此时疼痛最为强烈。第一产程接近结束时，宫缩暂停，产妇可以稍作休息。

第二产程

第二产程为从宫口开全到胎儿娩出，初产妇持续30分钟至2小时，经产妇则持续50~60分钟。当宫颈全开、胎头慢慢下降，会对会阴后部产生一种压力，迫使产妇在每次宫缩时不由自主地向下用力，推压胎儿穿过骨盆，从阴道娩出，至此第二产程结束。这一产程最耗体力，妈妈可能感觉剧痛难忍。

第三产程

第三产程为从胎儿娩出到胎盘娩出。胎儿娩出后，宫缩会重新开始，随着宫缩，胎盘会从子宫壁上剥离下来，到达子宫的下方，带着胎膜和一些羊水一起排出阴道。当胎盘娩出，会阴伤口顺利缝合后，第三产程结束。这一过程一般需要5~15分钟，但有时也会长达1小时。

剖宫产生产

剖宫产就是剖开腹壁及子宫，取出胎儿，是一个重要的手术助产方法。一般来说，自然生产对大部分的妈妈而言，相对比较安全且伤害性较小，但是在一些特定的情况之下，有些妈妈则需要接受剖宫生产，而有些妈妈甚至是在顺产已经开始阵痛之后，才临时选择剖宫产的。如果在生产前或待产过程中出现了生产困难，对母婴不利，就要临时决定做剖宫产。

若妈妈患有某些疾病，或者是某些情况是不利于自然生产的，医生就会决定要为妈妈进行剖宫手术。若妈妈有以下的情形存在的话，比较适合做剖宫手术：

1.骨盆狭窄或畸形，阻碍产道。

2.曾因为宫颈闭锁不全接受永久性缝合手术。

3.有2次以上不良产科病史。

4.生殖道受到感染。

5.以前曾经做过子宫手术：如剖宫产、子宫肌瘤切除手术、子宫切开手术或子宫成形术。

6.患有慢性或由怀孕导致的疾病：如妊娠高血压或妊娠糖尿病。

7.高龄初产。

8.产程迟滞，经过处理无效、引产失败或子宫口停止扩张，或胎儿停止在产道中继续下降。

9.前置胎盘、胎盘早期剥离、子宫破裂、前置血管等引起的出血。

10.其他如产道异常、宫缩乏力等。

若胎儿有以下特征的话，妈妈也较适合采取剖宫产：

1.双胞胎和多胞胎。

2.胎位异常，如臀围、横位等。

3.胎儿比例不均匀，如胎儿过大、过重或过小。

4.胎儿宫内窘迫治疗无效，胎心音发生变化，或胎儿缺氧，出现胎便。

5.胎儿畸形。

6.子宫颈未全开而有脐带脱出。

剖宫产手术过程

1.手术前的准备

妈妈在剖宫产手术的前一天就要住院，手术前先要做一系列检查，包括体温、脉搏、呼吸、血压、既往病史、血型、肝功能、HIV病毒、C型肝炎、梅毒等，以确定孕妇和胎儿的健康状况。在手术当天，妈妈应禁饮食，并听从医生的安排进行术前准备，包括剃毛、抽血、放置导尿管、听取胎心音等，然后会被送进手术室。

2.手术过程

一般情况下，手术开始前，麻醉师会对产妇进行麻醉，一般采用局部麻醉或隔膜外麻醉。作为手术前的准备，护士将清除产妇膀胱内的尿液，然后插入导尿管，并为腹部消毒，且将接受手术部位的体毛全部剔除。在手术过程中，妈妈几乎感觉不到痛感。在非紧急情况下，手术一般是在阴部上方做一个15~20厘米的横切口。切开腹部方式有中线纵切口、中线旁纵切口和耻骨联合上横切口。在紧急情况下，医生会在脐部下方至阴部上方做一纵向切口，纵向切口有助于胎儿的快速生产，但不利于产妇的再次怀孕时顺产的尝试。切口的大小应以充分暴露子宫下段以及顺利娩出胎儿为原则。

接下来医生会切开羊膜囊，排出羊水，以右手进入宫内，托起胎儿头部，另一只手在子宫底部加压将胎儿推出。胎儿娩出后医生会立即挤出胎儿口、鼻腔中的液体，剪断脐带后，新生儿交由护士处理。

接着，就是通过切口娩出胎盘。最后，在检查完子宫、卵巢、输卵管之后，就是缝合子宫和腹部切口了。一般时间不会很长，大约45分钟。产妇术后往往要留院观察几天，到了第4天或第5天，腹部的缝线才可以拆掉。住院期间，医生会尽量鼓励产妇早日离床进行一般性的活动，以利于伤口的愈合及减少并发症发生的可能性。术后一两个星期伤口便会愈合。

剖宫产优缺点

优点

1.减少手术前后的疼痛。
2.减少子宫脱垂、阴道松弛或尿失禁的发生。
3.生产完后恶露较少。
4.对将来性生活有帮助。

缺点

1.出血量多

产妇在手术过程中难免出血，而剖宫生产的出血量又比自然生产来得多。

2.器官损伤

手术过程较可能伤及膀胱或肠子。

3.羊水栓塞或血栓

若发生，可能导致孕妇死亡或脑中风。

4.麻醉的危险性

通常剖宫生产都须注射麻醉药，但麻醉却有其危险性存在，例如药物过敏反应、休克反应、脊椎性头痛、吸入性肺炎等，发生概率虽小，但却是可以致命的。

5.产后恢复期较长

产后恢复期相较自然生产长，自然生产需要约3天恢复期，剖宫生产则需要5天。

6.影响泌尿系统

增加泌尿道感染的机会，有时甚至造成暂时性膀胱功能的丧失。

7.伤口感染

会有伤口感染或是子宫腔发炎的可能。

8.伤口粘连问题

尤其是经历多次剖宫产的孕妇，将来发生肠粘连、大网膜或腹壁粘连的概率比较高。

9.经历剖宫产的孕妇，若再次怀孕，发生前置胎盘或植入性胎盘的概率比较高。

10.剖宫产还会打乱妈妈体内激素调节，影响母乳分泌，使哺乳的时间推迟，不能及时给孩子喂奶。

11.胎儿肺液未经产道挤压，不能完全排出，容易引起新生儿窒息、肺炎等症状。

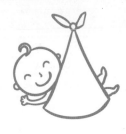

生产过程中可能出现的状况

在生产期间，可能遇到什么样的问题呢？

难产的原因

生产开始了，宝贝就要出生了，这是多么令妈妈激动的时刻！可在这个过程中，却常常会发生一些意外，导致不良结果。难产是泛指在生产过程中出现某些情况，致使婴儿本身产生问题，或因母亲骨盆腔狭窄、子宫或阴道结构异常、子宫收缩无力或异常所导致。

妈妈生产的过程主要可分为三个阶段：

1.第一阶段是从阵痛开始至子宫颈全开，平均为12小时以下，若初产妇超过20小时、经产妇超过14小时都算是过长。

2.第二阶段则是由子宫颈全开至胎儿出生，平均为2小时。

3.第三阶段是从宝宝出生至胎盘娩出，一般为5~30分钟。

在这三个阶段中，任何一个阶段不顺利导致生产时间过长，都可称为难产。难产的原因和胎儿、产道和子宫收缩三者的互动息息相关，其中胎儿本身造成的问题是难产的主要原因。最常见的情形是婴儿的头部太大，从超声波测量胎儿间顶距（bpd）可知头部大小。若bpd超过10厘米，生产是比较困难的；超过10.5厘米，阴道生产就几乎不可能。

胎儿的平均体重为3300 ~ 3400克，太大的胎儿易造成产道的破裂及增加难产的机会。因此，妈妈千万不要以"提供胎儿营养"为理由而对饮食毫无节制。怀孕期间，妈妈的体重增加宜控制在10 ~ 14千克的合理范围内。

其它少数婴儿难产原因包括脑积水、胎儿长肿瘤、连体婴、巨婴，以及胎位不正如，臀部向下、前额向下、后枕位元、横位元等错误姿势，也会导致生产困难。不过，由于科技医学的发达，超声波的使用已普及化，胎位不正的问题都能在产前精确地掌握，而大幅降低了难产的发生率。

若不幸真的遭遇难产，应该要有正确的认知，务必了解每一次难产都是个案，并不代表曾经难产即会再度难产。另外，定期产检有助于降低或消弭难产的情形，而且是最有效且最积极的做法。而家人如妈妈的丈夫、公婆或爸妈等，也应当负起协助的责任，与医师一起帮助曾经有难产经验的妇女重建自信心。

生产中会出现的状况

产程延长

医学上把产程全过程分为潜伏期、活跃期、生产期等，每个阶段都有一定的时限，如果超出平均时间过多胎儿仍未娩出，就是产程延长。初产妇平均生产时间为8~16小时。

产程延长最常见的原因就是宫缩乏力；其次是

软产道坚韧或骨盆狭窄使胎头无法下降；第三是胎头进入骨盆腔的方向异常造成胎位异常，或脐带缠绕妨碍了生产进行。产程延长会使胎儿在产道长时间遭受挤压，造成胎儿宫内缺氧；产妇因长时间不能生产而造成体力过度消耗、产后出血、产后感染。因此当出现产程延长时，医生会积极寻找产程延长的原因，并进行处理。如果是宫缩乏力可以采取前面说的措施加强宫缩；若是产妇极度疲劳，可以通过休息和供给能量进行调整。如果采取相应措施后生产仍无进展，就可能是胎头与骨盆不一致（头盆不称），就要选择其他生产方式。

子宫收缩乏力

子宫收缩乏力意指宫缩持续时间短，间歇时间长且不规律，且在宫缩高峰时用手指压子宫底部肌壁出现凹陷的情形。良好的子宫收缩应该是宫缩间隔2~3分钟1次，持续40秒左右，宫腔压力大于50毫米汞柱（指压子宫肌壁不出现凹陷）。子宫收缩乏力是最常见的一个问题，尤其是高龄产妇更容易出现。

对生产有顾虑的产妇，尤其是35岁以上的初产妇，精神过度紧张易使大脑皮层功能紊乱，再加上睡眠减少，进食不足以及过多的体力消耗，均可导致宫缩乏力；胎儿大小不相适应或胎位不正，则胎儿先露部位下降受阻，不能紧贴子宫下段及宫颈内口，因而不能引起反射性子宫收缩，也会导致宫缩乏力。以上情况中，子宫收缩乏力导致妈妈缺乏有效产力，使得宫口扩张缓慢及胎头下降延缓，导致产程出现异常，引发难产。

子宫颈口打不开

生产的第一阶段，也就是宫颈口打开3指之前，进行速度是非常慢的，因为它并不是单纯地打开这么简单，宫颈在打开的同时会变得愈来愈薄，从厚厚的变成薄薄的一层，变得像纸一样薄。假如你还处于生产第一阶段，而且还没有破水，那么医生一般都会建议你等待。这样可能会消磨你的意志，但如果医生采取行动介入的话，到最后很可能就得动手术了。不过，如果妈妈已经进入生产第二阶段，也就是宫颈打开3指以上，而宫颈打开的速度还是不够稳定，医生首先会了解宫颈没有打开的原因，是胎位不正、宫缩不够强烈，还是妈妈的用力姿势不正确。有时医生会采用催产素来加快生产的速度。

子宫破裂

子宫破裂是指子宫体部或子宫下段在生产前或生产期发生破裂，这个问题多发生在生产时。子宫破裂为产科最严重的并发症之一，常引起产妇和胎儿死亡。

子宫破裂的发生，多与阻塞性生产、不适当难产手术、滥用宫缩剂、生产子宫外伤和子宫手术瘢痕愈合不良等因素有关。据最新的调查显示，经过多次的剖宫产，发生子宫破裂的概率会较高，这可能与子宫伤口愈合的程度有关系。多次的剖宫产切口愈合，主要是纤维组织而非肌肉，纤维组织较无弹性，无法像子宫肌肉般收缩及伸展，因此破裂的概率比较高。

因此，前胎剖宫及子宫有过手术的产妇，在生产时，要严密观察产程进展情况，及时发现异常，如有不舒服的感觉须马上告诉医生。同时要注意观察腹部是否有病理性缩复环的出现，如果有这种情况要及时告知医生，以防子宫过于强烈收缩而使胎儿下降受阻，从而造成子宫破裂。

另外，产妇进行剖宫产手术时，尽量采取子宫下段切口，这样的切口在再次生产时，发生子宫破裂的概率较小。而前次做过剖宫产的产妇，则应选择自然生产较为安全，但产程时间如果过长，发现有先兆子宫破裂的征象时，切不可再坚持进行自然生产，因为在娩出的过程中，有可能促使子宫破裂的发生。

羊水混浊

羊水的性状直接反映胎儿在宫腔缺氧和安全的情形。在怀孕初期，羊水是透明、无色的，进入怀孕后期变成乳白色，但当胎儿宫内缺氧时，羊水会出现混浊的情形，因为缺氧会造成胎儿肠部蠕动亢进，排胎便到羊水中，使羊水污染。因此，胎儿缺氧愈严重，羊水颜色愈深。轻度缺氧时羊水是淡黄色的，重度缺氧时羊水就是黏稠深绿色的。

缺氧会导致胎儿窘迫，因此在产程中，医生会先根据羊水的性状，了解胎儿在宫内的安危，再通过胎心监测器记录胎儿的心率变化，并根据胎儿羊水的性状、污染程度，决定生产时机。如果宫口开大，短时间可以生产，医生就会促进宫缩，必要时采取真空吸引或产钳助产；如果羊水重度污染，胎儿严重缺氧，医生会果断决定进行剖宫产，使胎儿在最短的时间迅速脱离恶劣的环境。

羊水栓塞

由于子宫收缩过强，宫内压力高，在胎膜破裂或破裂后不久，羊水由裂伤的子宫颈内膜静脉进入母血循环，此现象称为羊水栓塞。羊水栓塞在临床上较少见，但死亡率较高，产妇死亡率达80%以上，并会引起肺栓塞、休克、凝血障碍以及多脏器功能衰竭的严重产科并发症。羊水栓塞发病快、病势凶险，多于发病后短时间死亡。

要预防羊水栓塞，主要需要做到：不在宫缩时行人工破水；人工破水时不兼行剥膜，以减少子宫颈管的小血管破损；避免产伤、子宫破裂、子宫颈裂伤等；对死胎、胎盘早期剥离等情况，应严密观察。

胎盘早期剥离

胎盘是母亲为胎儿供给氧气和营养的器官，因此胎盘和宫壁紧密相连，以保证胎盘功能正常。胎盘早期剥离则指胎盘提前从子宫壁剥离，是非常危险的，因为这种情况会危及母婴性命，必须引起警惕。孕妇虽无法知道胎盘剥离的发生，但当有妊娠高血压或外伤的孕妇出现腹部不间断的疼痛，阴道有出血症状时，应该考虑有可能发生了胎盘早期剥离。一旦有以上情况，应立即到医院就诊。为了挽救胎儿的生命，医生会实行急诊手术。

要预防胎盘剥离，怀孕期间要加强产前检查，并积极预防和治疗妊娠高血压。若患有妊娠高血压病加上慢性肾炎者，为胎盘剥离高危险群，需提高警觉。另外，有上述疾病的孕妇，应避免仰卧位及腹部外伤。

胎儿不沿产道下降

胎儿不沿产道下降的原因主要有头盆不适、回旋异常、脐带缠绕等。头盆不适是指妈妈的骨盆狭窄或胎头发育过大，以致胎儿不能沿产道下降。当骨盆和胎头大小差不多时，也有尝试经阴道生产的，但有可能途中会改换真空吸引或剖宫产术。

在生产时，胎儿的先露部位为配合骨盆的形状，会将身体一边回旋一边通过狭窄的产道，当这个回旋不能正常发生时称为回旋异常。回旋异常有可能造成生产暂停，也可能变成持续的微弱阵痛致使生产过程拖长，在这种情况下，通常使用催产素来增强产妇的阵痛，让生产能持续进展下去。不过，如果生产时间过度拖长，胎儿的状态将逐渐恶化，这时就要行产钳术或真空吸引生产、剖宫产等。

脐带缠绕是指脐带环绕胎儿身体，通常以绕颈最为常见。如果脐带太长或胎儿表现活跃，胎儿被脐带缠绕的可能性就大。如果在生产途中脐带受压迫，不能给胎儿输送充足的氧气，胎心率下降，就要行真空吸引、产钳生产或剖宫产术。

臀位生产

臀位生产是指胎儿先露部位为臀，是异常胎位中最常见的一种，其发生率占生产总数的3%～4%。正常情况下，生产时胎儿呈头位，有充足时间使胎头塑形，以适应骨盆的内腔而娩出，当胎头一经娩出，胎体的其他部分亦随之迅速娩出。而臀位生产则不然，如果臀先娩出，最大的胎头后出，则胎儿的肩部和头部又必须适应产道的各种不同条件方能娩出，因而生产时，容易发生难产。一般情况下，用超声波可诊断胎位是臀位还是头位。

在怀孕后期可以实施改变胎儿姿势的外回转术导正胎位，方法为把双手放在孕妇的腹部上面，然后轻轻地按压腹部，同时用一只手推动腹部，并慢慢地向上抬起臀部，然后用另一只手，向骨盆方向推动胎儿的头部。

但如果在实施外回转术的过程中遇到困难，或者孕妇感到疼痛，就应该马上停止回转，否则将损伤胎盘。此外，在实施外回转术的过程中，可能出现缠绕脐带、胎盘提前脱离等现象。因此最好在怀孕32周前发现臀位情况，较容易改变胎儿的位置，而不需要实施外回转术。

如果孕妇患有妊娠高血压，或者怀有低体重儿，臀位生产的危险性比较高。在这种情况下，医生会建议实施比较安全的剖宫产手术。

产后出血

产后出血可能发生的时间点包括胎儿娩出后至胎盘娩出前、胎盘娩出至产后2小时以及产后2小时至24小时三个期间中，并多发生在前两期。如果生产时产妇阴道流血过多，产后24小时内流血量超过500毫升，就叫做"产后大出血"。

产后大出血为产妇重要死亡原因之一，发生率占生产总数的1%～2%。大量失血会使产妇抵抗力降低，休克时间过长还可能因脑垂体缺血坏死，且之后有可能出现后遗症，即产后大出血后遗症。因此，产妇要和医生合作，互相配合，以预防产后大出血的发生。

引发产后大出血的主要原因有：产妇精神过于紧张、胎盘滞留、凝血功能障碍等。

产后出血有时候很难预测，往往突然发生，所以做好预防很重要。做好产后出血的预防工作，可以大大降低其发病率。预防工作应贯穿在怀孕过程中的各个环节。首先，妈妈要做好孕前及孕期的保健工作，怀孕早期开始产前检查，不宜怀孕者必须及时在早孕阶段终止妊娠。另外，多孕、多产及曾经历多次子宫腔手术者、高龄初产妇或低龄孕妇、曾有子宫肌瘤挖除经验者、生殖器官发育不全或畸形、妊娠高血压合并糖尿病、血液疾病等具有较高产后出血危险的产妇，应提前入院待产，并查好血型，备好血，以防在生产时发生万一。

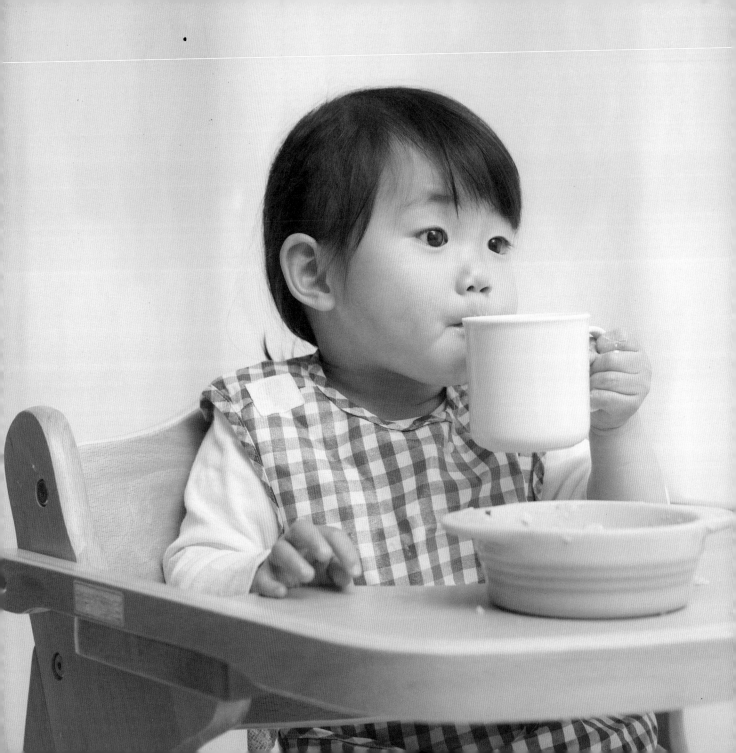